GLP-1受容体作動薬
リキシセナチド
$C_{215}H_{347}N_{61}O_{65}S$
をどう使うか

総監修：難波 光義・小川 渉

メディカルサイエンス社

GLP-1受容体作動薬 リキシセナチドをどう使うか

CONTENTS

Chapter 1　GLP-1受容体作動薬の多彩な薬理作用

執筆　難波　光義　兵庫医科大学内科学糖尿病科 主任教授
　　　宮川潤一郎　兵庫医科大学内科学糖尿病科 教授【兼監修】
　　　勝野　朋幸　兵庫医科大学内科学糖尿病科 特任准教授
　　　赤神　隆文　兵庫医科大学内科学糖尿病科 助教
　　　楠　　宜樹　兵庫医科大学内科学糖尿病科 特任講師
　　　德田　八大　兵庫医科大学内科学糖尿病科 助教

Chapter 2　リキシセナチドの概要

監修　小川　　渉　神戸大学医学研究科糖尿病・内分泌内科学部門 教授
　　　坂口　一彦　神戸大学医学研究科糖尿病・内分泌内科学部門 講師

Chapter 3　GLP-1受容体作動薬の適正使用に向けて

監修　小川　　渉　神戸大学医学研究科糖尿病・内分泌内科学部門 教授
執筆　坂口　一彦　神戸大学医学研究科糖尿病・内分泌内科学部門 講師

総監修
難波　光義
小川　　渉

- ● **GLP-1とGLP-1受容体作動薬の歴史** p. 6
- ● **膵β細胞、膵島への作用** p. 8
    1. 膵β細胞に対する作用 p. 8
    2. 膵β細胞以外に対する作用 p.11
    3. 膵β細胞死抑制作用 p.11
- ● **膵外作用** p.14
    1. 食欲抑制作用 p.14
    2. 胃内容排出遅延作用 p.16
    3. 心保護作用 p.16
    4. 腎保護作用 p.18
    5. 神経細胞保護作用 p.19
    6. その他臓器に対する作用 p.20
- ● **GLP-1受容体作動薬の新たな展開**
  ― 短時間作用型と長時間作用型の使い分け ― p.22
    1. 短時間作用型GLP-1受容体作動薬 p.23
    2. 長時間作用型GLP-1受容体作動薬 p.23
    3. 短時間作用型、長時間作用型製剤の臨床成績 p.24

- ● **リキシセナチドとは？** p.32
    1. 開発の経緯 p.32
    2. 用法・用量 p.33
    3. 臨床効果 p.34
    4. 薬物動態 p.39
    5. 副作用・薬物相互作用 p.40
- ● **リキシセナチドの臨床試験とその考察** p.42
    - GetGoal-Mono p.43
    - GetGoal-S p.46
    - GetGoal-L Asia p.49
    - GetGoal-L p.52
    - GetGoal-Duo 1 p.55
    - GetGoal-X p.59
    - 2型糖尿病患者を対象とした
      リキシセナチドとリラグルチドの薬力学的評価 p.62
    - 2型糖尿病患者における
      リキシセナチド投与タイミングの柔軟性 p.65
    - インスリングラルギン投与患者に対する
      リキシセナチドまたはリラグルチド追加投与の影響 p.68

- ● **GLP-1受容体作動薬の臨床試験から読み解く適正症例、回避症例** p.74
    1. GLP-1受容体作動薬の日本国内での評価と今後 p.74
    2. GLP-1受容体作動薬の投与が望ましい症例像と望ましくない症例像 p.75
    3. 今後推奨されるGLP-1受容体作動薬の使い方
       （短時間作用型・長時間作用型） p.79

Chapter 1
GLP-1受容体作動薬の多彩な薬理作用

インスリン分泌の程度をグルコースの経口投与と静脈投与で比べると、同じレベルの血糖上昇であっても、経口投与のほうが膵β細胞からのインスリン分泌を強力に促進する。このことは、消化管内に流入した食物の糖質や脂質に反応して速やかに膵β細胞からインスリンを分泌させる伝達物質の存在を示しており、その働きを担うのが「インクレチン」である。

インクレチンとして機能するホルモンであるGIP、GLP-1のうち、GLP-1はインスリン分泌作用のみならずグルカゴン分泌抑制、胃内容排出速度遅延による食欲抑制などの作用を併せ持つことから糖尿病治療薬としての研究が進められ、現在臨床に供されているGLP-1受容体作動薬が誕生した。本章では、GLP-1とGLP-1受容体作動薬の多彩な作用について概説する。

GLP-1とGLP-1受容体作動薬の歴史

　食物を経口摂取した際にインスリン分泌を促す物質として、19世紀初頭からインクレチンの存在が理論的に推測されていた。1929年にラバーレらが、腸管粘膜抽出物のなかから血糖を下げる因子の特定に成功し、"INCRETIN：Intestine Secretion Insulin"と命名して約30年後、1960年代にインクレチンのインスリン分泌促進作用が確認されると、1970年代から80年代にかけて、上部消化管K細胞から分泌される消化管ホルモンGIP（glucose-dependent insulinotropic polypeptide）と、下部消化管L細胞から分泌されるGLP-1（glucagon-like peptide-1）がインクレチンであることが明らかとなった。特にGLP-1は、血糖降下作用のみならず糖尿病治療に有用な多面的作用を持つことから治療薬として注目されたが、血中での半減期がわずか数分という点が、臨床応用へのハードルとなった。分解酵素dipeptidyl peptidase-4（DPP-4）により失活し、速やかに腎から排泄されてしまうためである。そこで、この分解酵素を阻害するDPP-4阻害薬の開発が進められ、一方ではGLP-1の類似ペプチドの探索が続けられた。そして発見されたのがオオトカゲの唾液腺から分離されたexendin-4である。Exendin-4はGLP-1のアミノ酸配列と極めて似た構造を有しており、GLP-1受容体との親和性がGLP-1よりも強い上に、DPP-4での分解を受けず、作用持続時間の延長が可能であった。そうして完成したのが、1日2回皮下注射製剤のエキセナチドである（米国承認2005年、本邦発売2010年12月）。

　1990年代になると、アミノ酸配列を変えるなど、遺伝子工学的技術を用いて半減期を延長させたGLP-1アナログ製剤の開発も進んだ。リラグルチドは、ヒトGLP-1とのアミノ酸相同性が97％と高く半減期が長いため、1日1回の皮下注射製剤として、本邦では2010年6月から発売されている。2013年に上市したリキシセナチドは、エキセナチドのアミノ酸配列をさらに変えることで血中での安定性を向上させ、GLP-1受容体との結合能をヒトGLP-1の4倍にまで高めている。短時間作用型に分類され、高い食後血糖改善効果を特徴とした1日1回の皮下注射製剤である（2013年2月発売）。さらに、生体内で分解されるマイクロスフェアにエキセナチドを包埋し、持続性を飛躍的に高めたエキセナチド徐放製剤（LAR）が2013年5月から発売され、週1回の皮下注射で1日2回注射と同様の血中濃度を維持することが可能となった。続いて2015年9月にはデュラグルチドが発売され、2015年11月現在、週1回の皮下注射製剤としてアルビグルチド、セマグルチド（国内第Ⅲ相試験実施中）が開発中である。さらに経口薬の開発も進められており、ますます多様化する糖尿病患者の病態・ニーズに対応した薬物療法の準備が整いつつある。

（難波光義）

膵β細胞、膵島への作用

　GLP-1およびGLP-1受容体作動薬の膵に対する作用としては、グルコース濃度依存性にインスリン分泌を増強する急性作用（インクレチン効果）と、β細胞量（β-cell mass）に影響を与える長期的な作用が存在する。後者については膵β細胞増殖促進作用（実験動物）、分化・新生誘導作用（実験動物）、およびアポトーシス抑制作用（実験動物・ヒト *in vitro*）などが明らかにされており、糖尿病患者における内因性インスリン分泌機能を向上させ、糖尿病治療を根本から変え得る可能性をも有している[1]。

1. 膵β細胞に対する作用

1）インスリン分泌増強作用

　GIPやGLP-1によるインクレチン効果には、複数の機構や刺激伝達経路があると想定され、従来より腸管膵島軸（enteroinsular axis）という概念で知られていた[2)-4)]。特にGLP-1は、摂取した食物が消化されて糖質や脂質が直接L細胞に接する時間経過よりも早いタイミング（食餌開始5〜10分後）で血中濃度が上昇することから、小腸粘膜叢内の求心性神経経路を介した神経反射的なインスリン分泌刺激経路が存在するともいわれている。

　グルコースが体内に入ると、膵β細胞は糖輸送担体GLUT2（glucose transporter 2）を介するグルコースの取り込みにより解糖系代謝を受けて細胞内ATP/ADP比を上昇させ、ATP感受性K^+チャネル（K_{ATP}チャネル）の閉鎖に続く細胞膜の脱分極、電位依存性Ca^{2+}チャネルの開口からもたらされる細胞質内Ca^{2+}濃度の上昇により分泌果粒の開口放出機構が作動してインスリンを分泌する。このインスリン分泌機構は「惹起経路」と呼ばれるが（図1-1①）、増加したATPにより供給されるcyclic AMP（cAMP）を介する分泌機構も存在する。cAMP結合能を持ったEpac2の活性化によるRap1（低分子量G蛋白）の働きで、それに引き続く小胞体からのCa^{2+}の細胞質内への流入など、複数の機構を介して分泌果粒の開口放出機構を増幅させることから「増幅経路」と呼ばれている（図1-1②）[5]。

　膵β細胞膜上には、三量体G蛋白を受容体直下に従えたGPCR（G protein-coupled receptor）に属するGLP-1受容体が存在する。GLP-1は膵β細胞膜上のGLP-1受容体に結合して、上記の経路とは異なる機構でインスリン分泌を増強する。GLP-1はアデニル酸シクラーゼ（AC）を活性化して細胞質内cAMP産生を高め、プロテインキナーゼA（PKA）の活性化を惹起し、インスリン分泌を増強する。このインスリン分泌機構は「PKA依存経路」と呼ばれてお

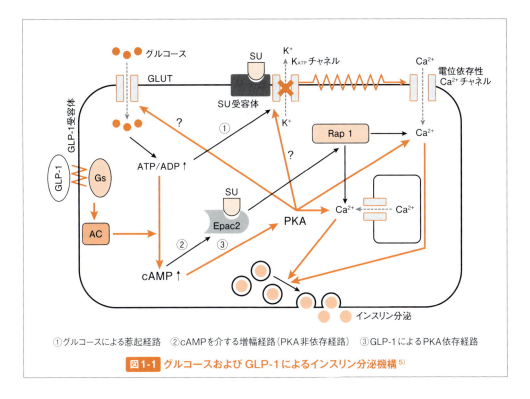

①グルコースによる惹起経路　②cAMPを介する増幅経路（PKA非依存経路）　③GLP-1によるPKA依存経路

図1-1　グルコースおよびGLP-1によるインスリン分泌機構[5]

り（図1-1③）、前出の「増幅経路」はcAMPを介するものの、PKAの活性化を介さないことから「PKA非依存経路」とも呼ばれる。GLP-1の主要なインスリン分泌機構はcAMPを介する「PKA依存経路」によるが、Epac2を介する「PKA非依存経路」もさらに増幅され得ることから、両者がGLP-1のインスリン分泌増強機構にかかわっていると考えられる。cAMPの濃度はグルコース取り込みによるATPの供給に依存していることから、GLP-1受容体がいくら刺激されても細胞質内cAMPが増加しなければインスリン分泌作用は増強しない。これがGLP-1のインスリン分泌作用が血糖値（グルコース濃度）依存性で、血糖値がおおよそ4mmol/L（≒70mg/dL）以下になるとほとんど作用しない理由であり、同時に「低血糖を起こしにくい」という糖尿病治療薬として有利な点となっている[6]。

なお、「増幅経路」あるいは「PKA非依存経路」において、スルホニル尿素（SU）薬の一部（トルブタミドやグリベンクラミド）が細胞内でEpac2と結合しRap1の活性を増強する[7]ことから、SU薬に加えてGLP-1治療薬を投与する際には、SU薬の作用が増強される可能性があることを念頭に置く必要がある。

2）膵β細胞保護・増殖促進作用

2型糖尿病患者の膵β細胞機能は、糖尿病と診断された時点で健常人の約50％程度まで低下しており、血糖コントロールの悪化に伴い膵β細胞機能は漸減する。このことは剖検膵組織の検討でもβ-cell massの減少として確認されている[8]。糖毒性、脂質毒性、酸化ストレス、小胞体ストレスなどによる慢性的なアポトーシスが主たる原因であるといわれ、β-cell massの保持・増加を目指した治療法の開発が求められている。

GLP-1は、先述したインスリン分泌機構増強のみならず、インスリン遺伝子発現、インスリン合成を促進し、複数の機序により膵β細胞機能を高める作用を有する可能性がある[6]。実際、これまでに、2型糖尿病モデルのdb/db マウスやストレプトゾトシン誘発糖尿病モデルラット、Goto-Kakizakiラット、1型糖尿病モデルのNOD (non-obese diabetic) マウスなどでGLP-1、GLP-1 受容体作動薬の皮下投与による膵β細胞増殖活性増強作用を検討した報告があり、インスリン分泌能改善、血糖改善作用を示すとともにβ-cell mass増加作用が確認されている[9)-13)]。

　GLP-1の膵β細胞増殖促進機構については、①GTP結合蛋白活性化→PKA活性化→CREBの標的となるPDX-1や分裂促進因子活性化プロテインキナーゼ (MAPK; mitogen-activated protein kinase) 発現増強を介する経路、②PKA活性化→IRS2を介してAct/PKBを活性化→PDX発現増強を介する経路、③GPCRからc-Srcを介してEGF受容体シグナルを交差刺激しPI3キナーゼ (PI3K; phosphatidylino sitol-3-phosphate kinase) 活性増強→Act/PKBを活性化→PDX発現増強を介する経路など、複数の機構が提唱されている。膵β細胞自身の置かれている状況に応じてシグナルを使い分けている可能性があるが、いずれの経路もPDX-1の発現・機能増強が必須と考えられている[14), 15)]。

3) アポトーシス抑制作用

　GLP-1受容体シグナルのさらに興味深い点は、アポトーシスに対する抵抗性を発揮することである。1型糖尿病のみならず2型糖尿病においても膵β細胞のアポトーシスが病態進展にかかわっていると考えられるが、β-cell massの保持・増加という点から見ても極めて重要な作用である。これまでZDF (Zucker diabetic fatty) ラット、db/dbマウス、NODマウスなど2型糖尿病、1型糖尿病の両モデルでアポトーシス抑制作用が確認されているほか、ヒト膵島 (in vitro) でもGLP-1の前処置によりcaspase 3の発現抑制およびBcl-2の発現増強を誘導し、インターロイキン(IL)-1βやTNFαといった炎症性サイトカインによるアポトーシスを抑制しており、ヒト糖尿病における効果も期待される[16)]。アポトーシス抑制機構も、増殖刺激作用と同様に複雑である。マウスβ細胞株MIN6細胞を用いた検討では、受容体刺激後のPKA活性化→CREBの標的遺伝子としてのアポトーシス誘導性因子Baxの発現抑制、アポトーシス抑制因子Bcl-2やBcl-xlのcAMP依存的な発現増強などが報告されている。またCREB→IRS2の発現亢進→PI3K活性亢進→Act/PKB活性化といったシグナル経路によるアポトーシス誘導性シグナル、NF-κBやcaspase 3の発現抑制といった機構も示されている[17), 18)]。

4) 膵β細胞分化・新生誘導および促進作用

　アロキサンで既存β細胞を破壊したり、1型糖尿病モデルのNODマウスで自己免疫のためβ細胞がほとんど消失すると、β細胞分化・新生誘導機構が惹起され、しばしば導管細胞配列内あるいは密接して、β細胞分化・新生による単独インスリン陽性細胞 (single cell islet) やインスリン陽性細胞を含むICC (islet-like cell cluster) が出現することから、成体膵においても、β細胞に分化し得る組織幹細胞ないしは内分泌前駆細胞が潜んでいると考えられている。

GLP-1は増殖刺激作用やアポトーシス抑制作用に加えて、このような細胞に対してβ細胞への分化・新生を誘導する作用を持つことが、in vitro、in vivoで明らかにされている[19),20)]。

β細胞分化・新生誘導には、インスリン合成、グルコース濃度依存性分泌機能や開口放出にかかわるさまざまな機能を獲得する必要があるが、膵外分泌由来の細胞株にGLP-1を作用させると、β細胞への分化・機能維持に必須の遺伝子、PDX-1、Beta2/NeuroD、GLUT2などが誘導され、インスリン遺伝子の発現も誘導される[21)]。実際、NODマウスにGLP-1を持続皮下投与するとβ細胞分化・新生誘導作用が認められ、β-cell massの維持・増加に貢献していることが推測された[12)]。β細胞分化・新生現象は、既存β細胞が極めて少ないか消失した状況で誘導されやすいため、1型糖尿病患者等で、GLP-1受容体作動薬が長期にわたり投与されるようなケースでは、グルカゴン分泌抑制作用に加えて、β-cell massの増加によるインスリン投与量の減少、血糖コントロールの向上が望める可能性がある。GLP-1受容体は免疫系細胞の一部にも発現しており、自己免疫現象そのものに関与している可能性も指摘されている[22),23)]。

2. 膵β細胞以外に対する作用

GLP-1はグルコース濃度依存性にグルカゴン分泌を抑制するため、グルカゴンを介した血糖上昇作用を抑制し得る。この作用はインスリン分泌増強作用と同様にグルコース濃度依存性であることから、軽度の低血糖状態では分泌抑制作用が認められるが、血糖値が極度に低下すると抑制されなくなる[24)]。従って、インスリン治療中の糖尿病患者などにみられる重症低血糖に対するグルカゴンのカウンターホルモン的な作用は保持される。GLP-1によるグルカゴン分泌抑制作用の機序についての詳細は不明な点が多い。In vitroでは、α細胞株（InRI-G9）をGLP-1(7-37) amideで刺激するとcAMP産生が減少するとともにグルカゴン分泌が抑制されるという報告があるが、最近、α細胞におけるGLP-1受容体発現に否定的な報告も見られる[25),26)]。

いずれにしても、in vivoではGLP-1を投与するとグルカゴン分泌抑制効果があり、1型糖尿病患者でも同様の作用が認められることから、インスリンによるパラクリン的な分泌抑制のほかに、β細胞非依存的な機構も存在し得ると考えるのが妥当であろう。

3. 膵β細胞死抑制作用

膵島（islet）は少なくとも代表的な4つのホルモン産生細胞により構成される膵臓の内分泌部であり、個々のホルモン分泌機能は相互に他のホルモンの影響を受け合っている。また、β細胞におけるインスリン分泌能は、単離状態よりも膵島構造の中で集塊を形成して細胞-細胞間連絡（cell-to-cell communication）が存在する状態で最も発揮される。従って、膵内分泌機能が十分発揮されるためには膵島構造の維持が不可欠であり、β細胞同士については接着因子である E-cadherinが重要な役割を演じている。詳細は明らかではないが、GLP-1は膵島構造を維持しようとする機能を有しているといわれる。単離膵島を培養していると、一般

的にはしばらくして膵島構造を失い単層培養のような状態になるが、GLP存在下では膵島構造が維持しやすくなる。このような作用は、膵島移植時の膵島生着率の改善に役立つ可能性があり、エキセナチドは、すでに米国の膵島移植施設の一部で膵島移植時に使用されている。

　以上、GLP-1が有するさまざまな膵に対する作用は、遺伝子操作等を用いない単一の生理活性物質としては筆者の知る限り最も強力かつ多彩であり[27]、これこそが新しい糖尿病治療薬として注目される所以であろう。ヒト糖尿病でこれらの作用が発揮されるのであれば、糖尿病の成因に基づいた治療に一歩近づくことができる初めての薬剤となるかもしれない。また、薬理作用の一部は1型糖尿病でも有用と考えられ、適用について積極的に評価されるべきである。

〈宮川潤一郎〉

膵外作用

1. 食欲抑制作用

　一定量のエネルギーを身体に貯蔵するためには摂食行動を調整する必要があり、中枢系の制御部位として脳幹と視床下部がその主体を担っている。脳幹の最後野と延髄孤束核は、食物摂取によるエネルギー供給の状況を求心性迷走神経を介した末梢からの信号として感知して、視床下部の弓状核に伝達する。弓状核は、ニューロペプチドYとアグーチ関連ペプチドを情報伝達物質とする食欲促進神経と、プロオピオメラノコルチンを伝達物質とする食欲抑制神経から成り立っており、食物摂取を調節している[28]。視床下部は食物摂取の調節を行うとともに、体温やエネルギー消費、糖代謝を制御している。末梢からの信号には、比較的長期にわたる静的信号と、食事に関連した動的信号がある[29]が、レプチンは前者にあたり、エネルギー貯蔵の信号を中枢に伝達して、生理的には食物摂取抑制に作用する。

　GLP-1による食欲抑制作用はよく知られており、空腹時にもその効果が持続していることから、中枢神経系の摂食中枢を介していると考えられている。1990年代後半に、ラットの脳室内へのGLP-1直接投与が用量依存的に摂食行動を抑制することが報告されており、同様の効果がGLP-1受容体作動薬のexendin-4でも得られ、その拮抗物質のexendin(9-39)により阻害されることから、GLP-1による摂食抑制作用はGLP-1受容体を介していることが報告されている[30)-32]。また、GLP-1の脳室内投与による摂食抑制作用は短期的で中枢神経内投与時のみに有効であるとされていたが、その後、長期の脳室内投与による検討においても、また末梢投与であっても摂食抑制作用や体重減少を来すことが示されている[33),34]。

　ヒトでも末梢静脈からのGLP-1投与で用量依存的に満腹感が増強され、食事摂取量を減らすことが報告されており[35),36]、その作用は生理的な血中GLP-1濃度でも観察されている[37]。一方で、食餌摂取後には小腸L細胞より分泌されたGLP-1は、DPP-4により速やかに不活性化されるため、肝通過後の濃度はごく低値となることから、食欲抑制作用を十分に得るためには効率が悪いと考えられていたが、現在ではGLP-1が分泌された際に、小腸や大腸の粘膜下組織あるいは肝門脈領域で節神経節ニューロン（GLP-1受容体を発現）を刺激し、迷走神経求心路として延髄孤束核（GLP-1産生部位）にシグナルを送り、そこで増幅されて諸核で作用を発揮する機構があると考えられている[38),39]。

　また、通常は血液脳関門があるため大分子物質は容易に脳実質に到達できないが、GLP-1やexendin-4は血液脳関門を通過し[40]、脳幹最後野から脳内に移行することもマウスにおい

て示されている[41)-43)]。

　以上のように、小腸のL細胞から分泌されるGLP-1は、末梢においては飽食感を誘導し、かつ中枢では食欲抑制に関与しており、両機構によって摂食行動を調整していると考えられる。GLP-1受容体作動薬が脳内にそれらの効果をもたらすために十分な濃度で移行するか否かは明らかではないが、GLP-1受容体作動薬による体重減少の機序の一つは、次項の胃内容排出速度の抑制と合わせた本作用による食欲抑制によるものと考えられる。GLP-1のホルモン作用と神経系を介する作用をまとめたものを図1-2に示す。

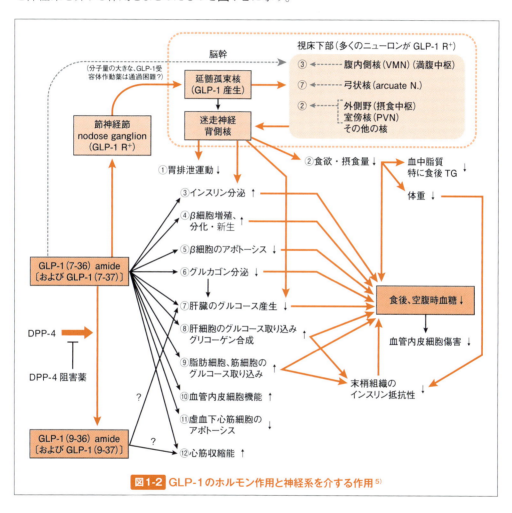

図1-2　GLP-1のホルモン作用と神経系を介する作用[5)]

（勝野朋幸）

2. 胃内容排出遅延作用

　食欲と摂食により飽食感を調節するしくみとして、胃の機械的感知機構（mechanosensation）がある。食べ物を摂取し胃が伸展することにより、機械的刺激受容体が活性化され、迷走神経を介した飽食信号が延髄孤束核へ伝達される。

　胃内の消化物が小腸へ移動する「胃内容排出速度」は、食後の血糖変動に大きく関与し、胃内容排出速度が緩やかな場合には食後1時間の血糖上昇は低下することが確認されている[44]。胃腸の蠕動運動は血糖値で変化し、食事摂取後の血糖が高値であれば胃内容排出速度は低下する。これは食後高血糖を呈する糖尿病患者のみではなく、健常人における正常な範囲での血糖上昇でも認められている[45]。また、血糖上昇による胃内容排出速度低下は、幽門部の運動刺激[46]や幽門洞および胃体部の運動抑制[47]によって得られることや、逆に低血糖では胃内容排出速度は亢進することもこれまでに報告されている[48]。

　健康成人男性に経静脈的にGLP-1を投与すると、用量依存的に胃内消化物排出速度は低下し、その速度に応じて摂取後の血糖上昇が抑制される[49]。空腹時あるいは食後のいずれにおいても、GLP-1の作用により胃近位部が弛緩し、前庭および十二指腸の運動性が低下して、幽門部の緊張がもたらされる[50]。

　エキセナチドにおいて、用量依存性の胃内容排出速度の抑制作用が報告されている[51]。この抑制作用は自律神経障害の有無にかかわらず（異論もあるが）、かつ胃内容物が液状でも、固状でも認められたが、胃内容排出速度の抑制は薬剤投与前の排出速度に依存し、2型糖尿病例では抑制作用が健常者と比べてより軽微であった。

　リキシセナチド28日間の投与でも、プラセボと比較し有意な胃内容排出速度の抑制と食後血糖の低下が認められ[52]、胃内容排出速度と食後血糖の間には負の相関があった。

　短時間作用型GLP-1受容体作動薬は長時間作用型GLP-1受容体作動薬と比べて胃内容排出速度抑制作用がより強力であることも報告されている[53]。また、GLP-1受容体作動薬による嘔気あるいは嘔吐などの消化器症状は、胃内容排出速度抑制とは直接的な関連性はなく、むしろ中枢性の作用によるものと考えられている[54]。

（勝野朋幸）

3. 心保護作用

1）心臓に対する生理的作用

　GLP-1受容体が心臓に発現することは以前から想定されており、動物では心筋細胞や冠動脈平滑筋などでの存在が確認されているものの、ヒトにおいてはいまだその分布が解明されていない。しかし近年、ヒト心房心筋細胞ではGLP-1受容体が発現しており、その活性化がcAMPやEpac2の上昇を介し心房性ナトリウム利尿ペプチド（ANP）の分泌を促進して、血圧を低下させるという機序が解明された（gut-heart axis；腸管-心臓連関）[25]。ANPは血管平滑筋を弛緩させ、また腎からのナトリウム排泄を促進して血圧を低下させるが、他にも脂肪分解やグルコー

ス応答性インスリン分泌増加作用などに関与していることから、GLP-1の持つさまざまな代謝作用が、このgut-heart axisによりもたらされている可能性も考えられる。GLP-1はGLP-1受容体を介したシグナルにより細胞内cAMP濃度を増加させ、心筋内カルシウム濃度を変えることなく心筋の収縮に寄与する[55]。また、GLP-1は濃度依存的に心拍数を上昇させるが[23),56)-58]、これもGLP-1受容体を介した作用であると考えられている。しかし同時にGLP-1による心拍数増加作用がβ遮断薬や[23]迷走神経切除でも阻害されること、また、延髄孤束核が心拍数を調節しているといった報告もあり[59]一部は中枢神経を介した作用であることも示唆されている。

2) 虚血心筋保護作用

虚血再灌流前の心筋梗塞モデルラットにGLP-1あるいはGLP-1受容体作動薬を投与しておくと、再灌流後の梗塞サイズが縮小し、左室収縮機能が改善または保持される[24),58),60]という事象が示すように、GLP-1は心筋組織の収縮能を改善し、虚血による心筋細胞のアポトーシスを抑制する。これらの機構の一部はPKAおよびPI3Kの活性化によるシグナル伝達、あるいはNO(nitric oxide)産生と糖輸送担体(GLUT1)を介した細胞内への糖の取込み増加[61]など、複数の経路で効果を発揮すると考えられる。

ヒトにおけるGLP-1の作用としては、心筋梗塞発症後の再灌流処置に成功した2型糖尿病患者の左室駆出率、局所壁運動改善[62]、経皮的冠動脈形成術後患者の左室収縮能および拡張能の改善[63]、虚血後の局所壁運動回復[64]などの成果が得られているが、GLP-1受容体作動薬での検討は十分ではない。

虚血性心疾患は糖尿病における大血管障害(症)の一つであるが、厳格な血糖管理による発症予防効果についての結論は得られていない。しかしながら、糖尿病治療薬であるGLP-1受容体作動薬が心保護作用を併せ持つとしたら、心疾患ハイリスク例にとって有用な選択肢となり得るだろう。

3) 心不全に対する作用

GLP-1が有する陽性変力作用、心筋収縮能の改善、心筋のアポトーシス抑制作用は、心不全の改善においても有用である。

自然発症高血圧・肥満・拡張型心不全モデルラットにGLP-1を3ヵ月間投与したところ、心筋のアポトーシス減少、糖取り込みの増加などにより左室機能が保持され、12ヵ月後の死亡率が有意に改善した[65]。また、冠動脈結紮による梗塞後心不全ラットにGLP-1あるいはGLP-1受容体作動薬を投与すると、対照と比較し左室駆出率、左室収縮末期容積および左室拡張末期容積が有意に改善し、空腹時のインスリンおよび血糖が正常化、同時に死亡率も改善し、運動耐容能および呼吸機能が改善した[66]。イヌのペーシング誘発不全心モデルでは、GLP-1投与により、心筋のインスリン感受性改善、1回拍出量の増加、左室拡張末期圧の低下が認められた[26]。

ヒトにおいても、心不全例を対象に検討が行われている。左室機能の低下した急性心筋梗塞患者の再灌流療法の際にGLP-1を72時間持続投与したところ、左室駆出率の有意な改

善と梗塞領域の壁運動改善がみられた[67]。また、糖尿病を有するNYHA心機能分類Ⅲ～Ⅳ度の心不全患者にGLP-1を5週間投与した検討では、通常治療群と比べ左室駆出率、心筋酸素消費量、6分間歩行距離を有意に改善し、併せてQOLも改善した[63]。しかしながら、NYHA Ⅱ～Ⅲ度のうっ血性心不全におけるGLP-1の48時間投与では、インスリン増加と血糖低下、心拍数および拡張期血圧のわずかな増加はあったものの血行動態に有益な変化はみられなかった[22]。

GLP-1受容体作動薬の長期投与での成績は不明であるが、現在GLP-1作動薬における心血管イベントを評価項目にした大規模試験が複数進行中である。リキシセナチドについては、2型糖尿病の急性冠症候群における心血管イベントおよび死亡率の抑制が可能かについて、二重盲検比較試験（ELIXA; Type 2 Diabetes After Acute Coronary Syndrome During Treatment with Lixisenatide）で検討が加えられている。

（赤神隆文）

4. 腎保護作用

糖尿病腎症は糖尿病における細小血管障害の代表的な合併症で、血液透析導入者の約半数が糖尿病腎症であることを考えると、その発症ならびに進展防止は極めて重要である。

糖尿病腎症の発症には種々の因子が関与しており、酸化ストレスもその要因の一つと考えられている[68]。糖尿病腎症では活性酸素を産生する酵素、NAD(P)Hオキシダーゼが過剰発現し[69]、さらに慢性的な高血糖状態では、酸化ストレスを介して産生される最終糖化産物（AGE）も糖尿病腎症の要因となるとされる[70]。そこにポリオール代謝の亢進、プロテインキナーゼC（PKC）の活性化などの要因が相互に修飾しながら糖尿病腎症に至る血管障害を促進する。また、酸化ストレスは炎症性サイトカインの発現を誘導し、メサンギウム細胞や細胞外支持組織の増殖を促進する。

近位尿細管および糸球体でのGLP-1受容体の発現は確認されており、かつ大動脈から細動脈の平滑筋での発現量が多い[71]。GLP-1受容体が刺激されると、アデニル酸シクラーゼが活性化されてcAMPが増加し、PKAおよびEpac 2を介し生理反応を示す。細胞内cAMPあるいはPKAによりNAD(P)Hオキシダーゼの活性化が阻害され、酸化ストレスが低下することが報告されている[72],[73]。糖尿病あるいは糖尿病腎症モデルに対するGLP-1受容体作動薬の効果が検討されているが、db/dbマウスあるいはストレプトゾトシン誘発1型糖尿病ラットにおいて、exendin-4投与による尿中アルブミン排泄抑制、糸球体メサンギウム細胞の肥厚抑制が報告されている[74],[75]。リラグルチドについても、ストレプトゾトシン誘発1型糖尿病ラットにおいて、アルブミン尿と酸化ストレスが抑制されることが報告されている[72]。また、GLP-1はメサンギウム細胞においてAGEで誘導されるMCP-1の発現もcAMPの増加を介して抑制し、その結果として炎症抑制を示すと考えられる[76]。

食塩感受性ラットにおいてGLP-1の投与により、尿中アルブミン排泄量の抑制とともに、血圧の降下を認めた。その機序はGLP-1投与開始時のナトリウム排泄量増加および血圧の低下に

よるものと考えられる[77]。すなわちGLP-1受容体を介したシグナルが、PKAあるいはEpacを介して近位尿細管に発現しているNa$^+$/H$^+$交換輸送体アイソフォーム3(NHE3)の機能を亢進させるためとみられる[78]。同様の所見はヒトでも確認されており、GLP-1投与により尿中ナトリウム排泄量の増加と水素イオン排泄の低下、糸球体過剰濾過の改善が報告されている[79]。

このようにGLP-1の腎臓に対する保護作用は血糖コントロール改善のみならず、抗酸化・抗炎症作用およびナトリウム再吸収阻害による降圧効果が要因と考えられる。しかし、ヒトの糖尿病腎症に対するGLP-1受容体作動薬の臨床的な検討は少なく、今後の研究に期待したい。

(楠 宜樹)

5. 神経細胞保護作用

血糖管理の悪化は糖尿病神経障害や、脳血管障害のリスクとなる。脳血管性認知症およびアルツハイマー型認知症は糖尿病との関連が報告されており[80), 81)]、糖尿病合併症の一つとも位置付けられてきている。

GLP-1受容体は、末梢神経系とともに中枢神経系にも存在し、視床下部、海馬、線条体などで存在が確認されている。神経成長因子と同様にGLP-1は神経突起の成長を促進し、また神経成長因子による神経細胞の分化を促進する[82]。

GLP-1およびGLP-1受容体作動薬が神経細胞に及ぼす影響についての検討は多い。培養海馬におけるグルタミン酸誘導の興奮性細胞死を用量依存的に抑制し[83]、この抑制は細胞内cAMP濃度に依存していた。GLP-1受容体刺激はイボテン酸傷害によるアセチルコリン転移酵素の減少を抑制し、GLP-1あるいはGLP-1受容体作動薬の脳室内投与により、カイニン酸あるいはピリドキシンによる神経損傷を減弱した[84), 85)]などの報告がある。また、GLP-1受容体を刺激すると、アミロイドβや酸化ストレスで誘導される傷害を抑制することで神経変性が抑制されることが示され[86]、リキシセナチドでも、アルツハイマーモデルマウスの大脳皮質におけるアミロイドβ形成抑制作用が確認されている[87]。

GLP-1受容体欠損モデルではケタミン誘導の神経傷害に対する閾値低下および感受性増加がみられ、GLP-1受容体過剰発現モデルでは学習や記憶の増強がみられる[84]。また、6-ヒドロキシドパミン誘発パーキンソン病モデルにおいてGLP-1受容体作動薬はアンフェタミンによる旋回運動を抑制した[88]。これらの知見は、GLP-1受容体作動薬が、糖尿病をリスク因子とするパーキンソン病やアルツハイマー病の発症、あるいは進行を抑制し得る可能性を示している。

GLP-1受容体作動薬の神経細胞に対するアポトーシス抑制、変性改善作用も期待される。マウスの左中大脳動脈の虚血再灌流モデルにおいて、GLP-1受容体作動薬の投与により梗塞領域が有意に縮小し、その効果は脳内cAMP濃度の増加に関連していた[89]。また、センダイウイルス感染で傷害された坐骨神経の機能回復に対する促進効果も報告されている[90]。末梢神経変性の回復には、軸索突起の再生やシュワン細胞の関与が不可欠であり、GLP-1受容体刺激はこれらのシュワン細胞の活性化が関与していると考えられる。このような末梢神経変性の改善効果は、糖尿病神経障害の改善を示唆する。

以上のように、実験的検討では、GLP-1受容体作動薬による神経細胞保護効果は、中枢神経変性、末梢神経変性および壊死・アポトーシスの抑制作用によるものと考えられる。

　臨床的な検討はまだ少ないながらも、パーキンソン病において、GLP-1受容体作動薬12ヵ月投与後の運動機能と認知スコアが対照群と比べ改善した[91]が、これはパーキンソン病において、GLP-1受容体作動薬が線条体をはじめとする部位のドパミン神経変性を改善した結果と考えられる。現在、GLP-1受容体作動薬を用いたパーキンソン病あるいはアルツハイマー病を対象とした臨床試験が開始されている。

（楠 宜樹）

6. その他臓器に対する作用

1) 肝臓

　糖尿病患者では内臓脂肪の蓄積による脂肪肝の合併率も高く、インスリン抵抗性の原因となる。肥満およびインスリン抵抗性を伴う糖尿病モデルマウス、レプチン欠損ob/obマウスは肝臓に脂肪蓄積を起こし、非アルコール性脂肪性肝疾患（NAFLD; nonalcoholic fatty liver disease）ないし非アルコール性脂肪肝炎（NASH; nonalcoholic steatohepatitis）と同様の病態を起こすが、exendin-4を投与することでインスリン抵抗性および脂肪肝が改善することが示されている[18]。臨床的検討では、NAFLDを合併した2型糖尿病において、組織病理学的改善はなかったが、エキセナチドが肝逸脱酵素の上昇を改善したこと[92]、肝逸脱酵素高値の2型糖尿病において、用量依存的に肝逸脱酵素を低下させたこと[93]が報告されている。

2) 骨格筋

　GLP-1受容体は筋細胞にも発現しているとされる。GLP-1によりPI3K/Akt経路などが活性化され、glycogen synthase αの活性化やグリコーゲン合成を促進するが[94]、その一方で、インスリンのようにグルコース利用を促進させることが報告されている[95]。

3) 脂肪細胞

　肥満は耐糖能障害の発現に大きく関与しているが、肥大化した脂肪細胞からは、インスリン抵抗性を惹起する生理活性因子（TNFα、脂肪酸、レジスチンなど）や血液凝固を促進するPAI-1などが分泌される。この結果、全身性の炎症反応が促進されるとともに、インスリン抵抗性が増悪する。GLP-1受容体は脂肪細胞に発現しているとされる[96]。GLP-1はラット単離脂肪細胞でブドウ糖取り込み促進作用を有していることが示されている[14]。また、exendin-4は、2型糖尿病ラットの脂肪細胞でのPI3KおよびMAPKの活性化を介し脂肪代謝を亢進させることが報告されている[97]。

4) 血管内皮細胞

　血管内皮は血管緊張を制御するとともに、線溶系や抗凝固因子、白血球や血小板接着を制

御する因子を分泌することで、血管の生理機能を維持している。動脈硬化の発症あるいは進展に血管内皮の機能不全が関与し、高血糖や炎症あるいは酸化ストレスにより内皮機能が傷害される。

血管内皮細胞でもGLP-1受容体が発現しており、GLP-1は血管内皮細胞のPAI-1発現を抑制する[98]。2型糖尿病ラットにおいて、GLP-1、GLP-1受容体作動薬は内皮機能を改善し、血管収縮性も改善したことが報告されている[99]。また、ヒトにおいてもGLP-1受容体作動薬で内皮機能が改善することが報告されている[100]。

5）骨代謝

糖尿病患者では骨折の危険性が高いことが報告されている[101]。その原因としては、AGEによる骨質の低下、インスリン作用不足による骨芽細胞の抑制、細小血管障害による骨への血流不足、高血糖による尿中カルシウム排泄促進などが関与すると考えられている。

甲状腺C細胞にはGLP-1受容体が存在し、GLP-1はC細胞からのカルシトニン分泌を促進させる。GLP-1受容体欠損マウスでは甲状腺カルシトニン遺伝子発現レベルが野生型マウスと比較して低く、野生型マウスにexendin-4を投与することでカルシトニン遺伝性発現が誘導されることが報告されている[102]。このようにマウスに対しては、GLP-1はカルシトニン分泌を介して骨吸収を抑制する可能性がある。

GLP-1受容体は成熟骨芽細胞には発現していないが[102]、ヒトの培養骨芽細胞に作用することが報告されている[103]。これはPI3Kの経路による反応と考えられる。他にもストレプトゾトシン誘発糖尿病ラットおよびフルクトース誘導インスリン抵抗性ラットにおいてexendin-4を投与することで骨代謝回転が改善することが報告されている[104]。臨床的には、GLP-1受容体作動薬の骨量増加あるいは骨折頻度抑制などの成績は不定であり、今後の研究に期待される。

（楠 宜樹）

GLP-1受容体作動薬の新たな展開
― 短時間作用型と長時間作用型の使い分け ―

　GLP-1受容体作動薬としては2015年11月現在、リラグルチド（ビクトーザ®）、エキセナチド（バイエッタ®、ビデュリオン®：持続性）、リキシセナチド（リキスミア®）、およびデュラグルチド（トルリシティ®）が臨床に供されており（表1-1）、国内外でアルビグルチド、セマグルチドが開発中である。これらはいずれもGLP-1受容体への親和性を示すが、構造的にグルチド系とセナチド系に部類され、さらに短時間作用型と長時間作用型に分類することができる[105]。推奨用法で投与した場合、短時間作用型GLP-1受容体作動薬は、血漿中GLP-1ペプチド濃度の変動が大きいことが特徴であり[106]、長時間作用型薬では、安定的なGLP-1受容体の活性化が得られる[53],[107]。この薬物動態の差は、薬剤の作用様式、有効性、忍容性に重要な意味を持つ。

表1-1 短時間作用型GLP-1受容体作動薬と長時間作用型GLP-1受容体作動薬の比較

	短時間作用型 GLP-1受容体作動薬	長時間作用型 GLP-1受容体作動薬
薬剤	エキセナチド（1日2回製剤） リキシセナチド（1日1回製剤）	リラグルチド（1日1回製剤） 持続性エキセナチド（週1回製剤） デュラグルチド（週1回製剤）
半減期	2〜5時間	12時間〜数日
作用		
空腹時血糖値低下作用	弱い	強い
食後高血糖低下作用	強い	弱い
空腹時インスリン分泌促進作用	弱い	強い
食後インスリン分泌	低下	弱い促進作用
グルカゴン分泌	低下	低下
胃排出速度	遅延	わずかに遅延
血圧	低下	低下
心拍数への影響	なし、またはわずかに上昇（0〜2bpm）	若干の上昇（2〜5bpm）
体重減少	1〜5kg	2〜5kg
悪心の発現頻度	20〜50% 徐々に減弱（数週間〜数ヵ月）	20〜40% 速やかに減弱（約4〜8週間）

〔文献105）より引用改変〕

1. 短時間作用型GLP-1受容体作動薬

　短時間作用型GLP-1受容体作動薬、エキセナチドおよびリキシセナチド反復投与時の半減期は、エキセナチド（バイエッタ®）が1.30～1.85時間[108]、リキシセナチド（リキスミア®）が2.12～2.45時間[109]で、薬剤投与後のGLP-1受容体活性は6時間程度とされる[110,111]。推奨される投与方法は、エキセナチドが1日2回（朝食前および夕食前）皮下投与、リキシセナチドは1日1回（通常は朝食前）皮下投与である。作用時間が短いことから薬物血中濃度は夜間および早朝空腹時（エキセナチドはリキシセナチドよりも作用時間が短いため昼食後も）にベースラインレベルまで低下し、血糖降下作用は長時間作用型薬に比べて弱い[53,112]。

　一方で、薬剤投与後の急峻な血中濃度上昇により胃内容排出速度が著明に遅延し、それにより朝食後（エキセナチド・リキシセナチド）および夕食後（エキセナチド）における血糖上昇が強力に抑制される[106,111,113]。食後の血糖値変動は、摂取されたグルコースの総量ではなく十二指腸へのグルコース送達速度に左右されることから[114]、薬剤投与による胃内容排出の遅延が十二指腸へのグルコース流入速度・吸収速度を低下させ、血糖値の上昇を抑制するものと思われる[115]。

　また、この2剤は空腹状態および実験条件下（高血糖クランプなど）でインスリン分泌を刺激するが、食後血糖値に対するインスリン分泌の影響は少ない[116,117]。実際、食後のインスリン分泌は、エキセナチドおよびリキシセナチドの投与によって用量依存的に減少し[118,119]、摂食時にGLP-1を点滴静注した実験の結果と一致する。

　短時間作用型GLP-1受容体作動薬の胃内容排出遅延のもう一つの側面として、食後の血中脂質濃度を低下させる可能性が示唆されている。実際に、GLP-1の短期点滴静注で食後の遊離脂肪酸およびトリグリセリドの濃度が有意に低下することが示されている[11]。しかしながら食後の血中脂質プロファイルに対するGLP-1受容体作動薬の作用の検討はまだ少なく、今後の研究結果が注目される。

2. 長時間作用型GLP-1受容体作動薬

　リラグルチドの半減期は12時間程度で[120]、エキセナチドをマイクロスフェアに包埋して持続性を高めた持続性エキセナチド（エキセナチドLAR）とともに長時間作用型に分類される。2015年9月に発売されたデュラグルチドと開発中の2製剤は、いずれも週1回皮下投与を目指し、長時間型あるいは超長時間型である。

　推奨用法で投与した場合、長時間作用型GLP-1受容体作動薬の血中濃度は終日高値を保つことから、短時間作用型薬に比べると血糖低下度は大きく[53,112]、空腹時や夜間の血糖コントロールも得られる[53,112,121,122]。ただし、空腹時のインスリン分泌（基礎インスリン分泌）も促進してしまうことからインスリン抵抗性を助長する可能性があり、患者によっては注意が必要となる。

　胃の運動性に対する作用は弱く[123]、時間とともに胃内容排出遅延効果が減弱する[124]。これ

は長期にわたるGLP-1受容体の活性化により、迷走神経活性化レベルのタキフィラキシーが起こるためと考えられており[125]、短時間作用型薬に比べると消化器症状が発現しにくいという利点はあるが、食後血糖値を低下させる効果は弱くなる[112]。

3. 短時間作用型、長時間作用型製剤の臨床成績比較

　GLP-1受容体作動薬間の比較は、LEAD-6試験（エキセナチド vs. リラグルチド）[112]、DURATION-1試験（エキセナチド vs. エキセナチド LAR）[126]、DURATION-6試験（リラグルチド vs. エキセナチド LAR）[127]で検討されている。メタ解析あるいは個別の試験では臨床成績は同等とされたが、血糖コントロール指標の一部で違いがみられた。HbA1c低下度はエキセナチドよりリラグルチドで有意に大、エキセナチドよりエキセナチド LARで大、エキセナチド LARよりリラグルチドで大であった。空腹時血糖値の低下度は、エキセナチドよりエキセナチド LARあるいはリラグルチドで大であったが、食後血糖の低下度はエキセナチド LARよりエキセナチドで大であった。この結果は、先に述べた各薬剤の特性に合致する所見である。さらに、短時間作用型（エキセナチド）から長時間作用型（リラグルチド）への変更例では、HOMA指数で評価した膵β細胞機能の向上を認める報告もあり、薬物ごとの特徴が徐々に明確になりつつある。

　また、LEAD-6試験[112]においては短時間作用型（エキセナチド）と長時間作用型（リラグルチド）で嘔気・嘔吐の発現率に大きな差は認められなかった。嘔気・嘔吐は治療初期に多くみられ、薬剤中止にまで至ることは多くない。さらにいずれのGLP-1受容体作動薬も体重は減少したが、減少度が最も大きかった薬剤はリラグルチドであった[112], [126], [127]。ただし、本稿で取り上げた海外の臨床試験におけるリラグルチドの投与量は最大1.8mg（海外での承認用量）と本邦の承認用量0.9mgの倍量が用いられていることには注意が必要である。GLP-1受容体作動薬の臨床効果は用量依存的に認められることから、本邦における各薬剤の評価は、今後の国内での使用成績を鑑みて行うべきであろう。

　低血糖は最も避けたい有害事象だが、GLP-1受容体作動薬の場合はGLP-1の生理作用が血糖依存的なインスリン分泌促進であることから、低血糖の発現は少なく、特に重度の低血糖は極めて少ない[112], [126], [127]。しかしながら、SU薬をはじめとする血糖降下薬との併用時に低血糖を来すリスクはゼロではなく、患者の状態に応じた慎重な投与が求められる。

　以上より、GLP-1の使い分けとしては、食後血糖値低下が治療ターゲットの場合は短時間作用型GLP-1受容体作動薬が選択肢となり、空腹時を含め終日の血糖コントロールが必要な場合は、長時間作用型GLP-1受容体作動薬がより適切と考えられる。また、インスリン抵抗性を伴う患者に長時間作用型薬を投与する場合は、インスリン抵抗性改善薬の併用や肥満への対応についても留意する必要がある。

（德田八大）

文 献

1) Baggio LL, Drucker DJ. Biology of incretins: GLP-1 and GIP. Gastroenterology. 2007; 132(6): 2131-57.

2) Creutzfeldt W. The incretin concept today. Diabetologia. 1979; 16(2): 75-85.

3) Anini Y, Brubaker PL. Muscarinic receptors control glucagon-like peptide 1 secretion by human endocrine L cells. Endocrinology. 2003; 144(7): 3244-50.

4) Holst JJ, Deacon CF. Glucagon-like peptide-1 mediates the therapeutic actions of DPP-IV inhibitors. Diabetologia. 2005; 48(4): 612-5.

5) 清野 裕監修. インクレチン治療—GLP-1受容体作動薬とDPP-4阻害薬による新たな糖尿病治療. 2. GIP, GLP-1の多彩な作用 2) GLP-1 (宮川潤一郎 他). フジメディカル出版, 大阪, 2009. pp. 26-40.

6) Zhang CL, et al. The cAMP sensor Epac2 is a direct target of antidiabetic sulfonylurea drugs. Science. 2009; 325(5940): 607-10.

7) Drucker DJ, Asa S. Glucagon gene expression in vertebrate brain. J Biol Chem. 1988; 263(27): 13475-8.

8) 宮川潤一郎, 難波光義. GLP-1のインスリン分泌促進作用. 内分泌・糖尿病科. 2006; 23(3): 255-9.

9) Gutzwiller JP, et al. Glucagon-like peptide-1: a potent regulator of food intake in humans. Gut. 1999; 44(1): 81-6.

10) 宮川潤一郎, 他. 糖尿病治療における最近の話題—GLP-1およびGLP-1受容体作動薬の膵外作用と心血管合併症 International Review of Diabetes. 2009; 1(1): 54-60.

11) Meier JJ, et al. Glucagon-like peptide 1 abolishes the postprandial rise in triglyceride concentrations and lowers levels of non-esterified fatty acids in humans. Diabetologia 2006; 49: 452-8.

12) Klonoff DC, et al. Exenatide effects on diabetes, obesity, cardiovascular risk factors and hepatic biomarkers in patients with type 2 diabetes treated for at least 3 years. Curr Med Res Opin. 2008; 24(1): 275-86.

13) Lennox R, et al. Lixisenatide improves recognition memory and exerts neuroprotective actions in high-fat fed mice. Peptides. 2014; 61: 38-47.

14) Miki H, et al. Glucagon-like peptide-1(7-36) amide enhances insulin-stimulated glucose uptake and decreases intracellular cAMP content in isolated rat adipocytes. Biochim Biophys Acta. 1996; 1312(2): 132-6.

15) Alcántara AI, et al. Exendin-4 agonist and exendin(9-39) amide antagonist of the GLP-1(7-36) amide effects in liver and muscle. Arch Biochem Biophys. 1997; 341(1): 1-7.

16) Prigeon RL, et al. Suppression of glucose production by GLP-1 independent of islet hormones: a novel extrapancreatic effect. Am J Physiol Endocrinol Metab. 2003; 285(4): E701-7.

17) Dardevet D, et al. Insulin-independent effects of GLP-1 on canine liver glucose metabolism: duration of infusion and involvement of hepatoportal region. Am J Physiol Endocrinol Metab. 2004; 287(1): E75-81.

18) Ding X, et al. Exendin-4, a glucagon-like protein-1(GLP-1) receptor agonist, reverses hepatic steatosis in ob/ob mice. Hepatology. 2006; 43(1): 173-81.

19) Zander M, et al. Effect of 6-week course of glucagon-like peptide 1 on glycaemic control, insulin sensitivity, and beta-cell function in type 2 diabetes: a parallel-group study. Lancet. 2002; 359(9309): 824-30.

20) Young AA, et al. Glucose-lowering and insulin-sensitizing actions of exendin-4: studies in obese diabetic(ob/ob, db/db) mice, diabetic fatty Zucker rats, and diabetic rhesus monkeys (*Macaca mulatta*). Diabetes. 1999; 48(5): 1026-34.

21) Vilsbøll T, et al. Liraglutide, a long-acting human glucagon-like peptide-1 analog, given as monotherapy significantly improves glycemic control and lowers body weight without risk of hypoglycemia in patients with type 2 diabetes. Diabetes Care. 2007; 30(6): 1608-10.

22) Sokos GG, et al. Glucagon-like peptide-1 infusion improves left ventricular ejection fraction and functional status in patients with chronic heart failure. J Card Fail. 2006; 12(9): 694-9.

23) Yamamoto H, et al. Glucagon-like peptide-1 receptor stimulation increases blood pressure and heart rate and activates autonomic regulatory neurons. J Clin Invest. 2002; 110(1): 43-52.

24) Bose AK, et al. Glucagon-like peptide 1 can directly protect the heart against ischemia/reperfusion injury. Diabetes. 2005; 54(1): 146-51.

25) Kim M, et al. GLP-1 receptor activation and Epac2 link atrial natriuretic peptide secretion to control of blood pressure. Nat Med. 2013; 19(5): 567-75.

26) Noyan-Ashraf MH, et al. GLP-1R agonist liraglutide activates cytoprotective pathways and improves outcomes after experimental myocardial infarction in mice. Diabetes. 2009; 58(4): 975-83.

27) Zhang J, et al. Continuous stimulation of human glucagon-like peptide-1(7-36) amide in a mouse model(NOD) delays onset of autoimmune type 1 diabetes. Diabetologia. 2007; 50(9): 1900-9.

28) Gao Q, Horvath TL. Neuronal control of energy homeostasis. FEBS Lett. 2008; 582(1): 132-41.

29) Schwartz MW, et al. Central nervous system control of food intake. Nature. 2000; 404(6778): 661-71.

30) Turton MD, et al. A role for glucagon-like peptide-1 in the central regulation of feeding. Nature. 1996; 379(6560): 69-72.

31) Tang-Christensen M, et al. Central administration of GLP-1-(7-36) amide inhibits food and water intake in rats. Am J Physiol. 1996; 271(4 Pt 2): R848-56.

32) Navarro M, et al. Colocalization of glucagon-like peptide-1 (GLP-1) receptors, glucose transporter GLUT-2, and glucokinase mRNAs in rat hypothalamic cells: evidence for a role of GLP-1 receptor agonists as an inhibitory signal for food and water intake. J Neurochem. 1996; 67(5): 1982-91.

33) Davis HR Jr, et al. Effect of chronic central administration of glucagon-like peptide-1(7-36) amide on food consumption and body weight in normal and obese rats. Obes Res. 1998; 6(2): 147-56.

34) Meeran K, et al. Repeated intracerebroventricular administration of glucagon-like peptide-1-(7-36) amide or exendin-(9-39) alters body weight in the rat. Endocrinology. 1999; 140(1): 244-50.

35) Flint A, et al. Glucagon-like peptide 1 promotes satiety and suppresses energy intake in humans. J Clin Invest. 1998; 101(3): 515-20.

36) Verdich C, et al. A meta-analysis of the effect of glucagon-like peptide-1(7-36) amide on ad libitum energy intake in humans. J Clin Endocrinol Metab. 2001; 86(9): 4382-9.

37) Flint A, et al. The effect of physiological levels of glucagon-like peptide-1 on appetite, gastric emptying, energy and substrate metabolism in obesity. Int J Obes Relat Metab Disord. 2001; 25(6): 781-92.

38) Nakagawa A, et al. Receptor gene expression of glucagon-like peptide-1, but not glucose-dependent insulinotropic polypeptide, in rat nodose ganglion cells. Auton Neurosci. 2004; 110(1): 36-43.

39) Vahl TP, et al. Glucagon-like peptide-1(GLP-1) receptors expressed on nerve terminals in the portal vein mediate the effects of endogenous GLP-1 on glucose tolerance in rats. Endocrinology. 2007; 148(10): 4965-73.

40) Kastin AJ, et al. Interactions of glucagon-like peptide-1(GLP-1) with the blood-brain barrier. J Mol Neurosci. 2002; 18(1-2): 7-14.

41) Kieffer TJ, et al. Degradation of glucose-dependent insulinotropic polypeptide and truncated glucagon-like peptide 1 in vitro and in vivo by dipeptidyl peptidase IV. Endocrinology. 1995; 136(8): 3585-96.

42) Orskov C, et al. Glucagon-like peptide I receptors in the subfornical organ and the area postrema are accessible to circulating glucagon-like peptide I. Diabetes. 1996; 45(6): 832-5.

43) Larsen PJ, et al. Distribution of glucagon-like peptide-1 and other preproglucagon-derived peptides in the rat hypothalamus and brainstem. Neuroscience. 1997; 77(1): 257-70.

44) Woerle HJ, et al. Importance of changes in gastric emptying for postprandial plasma glucose fluxes in healthy humans. Am J Physiol Endocrinol Metab. 2008; 294(1): E103-9.

45) Rayner CK, Horowitz M. Gastrointestinal motility and glycemic control in diabetes: the chicken and the egg revisited? J Clin Invest. 2006; 116(2): 299-302.

46) Schvarcz E, et al. Physiological hyperglycemia slows gastric emptying in normal subjects and patients with insulin-dependent diabetes mellitus. Gastroenterology. 1997; 113(1): 60-6.

47) Hasler WL, et al. Mediation of hyperglycemia-evoked gastric slow-wave dysrhythmias by endogenous prostaglandins. Gastroenterology. 1995; 108(3): 727-36.

48) Russo A, et al. Insulin-induced hypoglycemia accelerates gastric emptying of solids and liquids in long-standing type 1 diabetes. J Clin Endocrinol Metab. 2005; 90(8): 4489-95.

49) Little TJ, et al. Effects of intravenous glucagon-like peptide-1 on gastric emptying and intragastric distribution in healthy subjects: relationships with postprandial glycemic and insulinemic responses. J Clin Endocrinol Metab. 2006; 91(5): 1916-23.

50) Schirra J, et al. Effects of glucagon-like peptide-1(7-36) amide on antro-pyloro-duodenal motility in the interdigestive state and with duodenal lipid perfusion in humans. Gut. 2000; 46(5): 622-31.

51) Blase E, et al. Pharmacokinetics of an oral drug(acetaminophen) administered at various times in relation to subcutaneous injection of exenatide(exendin-4) in healthy subjects. J Clin Pharmacol. 2005; 45(5): 570-7.

52) Lorenz M, et al. Effects of lixisenatide once daily on gastric emptying in type 2 diabetes–relationship to postprandial glycemia. Regul Pept. 2013; 185: 1-8.

53) Drucker DJ, et al. ; DURATION-1 Study Group. Exenatide once weekly versus twice daily for the treatment of type 2 diabetes: a randomised, open-label, non-inferiority study. Lancet. 2008; 372(9645): 1240-50.

54) Janssen P, et al. Review article: the role of gastric motility in the control of food intake. Aliment Pharmacol Ther. 2011; 33(8): 880-94.

55) Vila Petroff MG, et al. Glucagon-like peptide-1 increases cAMP but fails to augment contraction in adult rat cardiac myocytes. Circ Res. 2001; 89(5): 445-52.

56) Barragán JM, et al. Changes in arterial blood pressure and heart rate induced by glucagon-like peptide-1-(7-36) amide in rats. Am J Physiol. 1994; 266(3 Pt 1): E459-66.

57) Gardiner SM, et al. Mesenteric vasoconstriction and hindquarters vasodilatation accompany the pressor actions of exendin-4 in conscious rats. J Pharmacol Exp Ther. 2006; 316(2): 852-9.

58) Saraceni C, Broderick TL. Effects of glucagon-like peptide-1 and long-acting analogues on cardiovascular and metabolic function. Drugs RD. 2007; 8(3): 145-53.

59) Yamamoto H, et al. Glucagon-like peptide-1 receptor stimulation increases blood pressure and heart rate and activates autonomic regulatory neurons. J Clin Invest. 2002; 110(1): 43-52.

60) Timmers L, et al. Exenatide reduces infarct size and improves cardiac function in a porcine model of ischemia and reperfusion injury. J Am Coll Cardiol. 2009; 53(6): 501-10.

61) Lonborg J, et al. Final infarct size measured by cardiovascular magnetic resonance in patients with ST elevation myocardial infarction predicts long-term clinical outcome: an observational study. Eur Heart J Cardiovasc Imaging. 2013; 14(4): 387-95.

62) Zhao T, et al. Direct effects of glucagon-like peptide-1 on myocardial contractility and glucose uptake in normal and postischemic isolated rat hearts. J Pharmacol Exp Ther. 2006; 317(3): 1106-13.

63) Nikolaidis LA, et al. Effects of glucagon-like peptide-1 in patients with acute myocardial infarction and left ventricular dysfunction after successful reperfusion. Circulation. 2004; 109(8): 962-5.

64) Read PA, et al. A pilot study to assess whether glucagon-like peptide-1 protects the heart from ischemic dysfunction and attenuates stunning after coronary balloon occlusion in humans. Circ Cardiovasc Interv. 2011; 4(3): 266-72.

65) Read PA, et al. Cardioprotection against ischaemia induced by dobutamine stress using glucagon-like peptide-1 in patients with coronary artery disease. Heart. 2012; 98(5): 408-13.

66) Poornima I, et al. Chronic glucagon-like peptide-1 infusion sustains left ventricular systolic function and prolongs survival in the spontaneously hypertensive, heart failure-prone rat. Circ Heart Fail. 2008; 1(3): 153-60.

67) Nikolaidis LA, et al. Recombinant glucagon-like peptide-1 increases myocardial glucose uptake and improves left ventricular performance in conscious dogs with pacing-induced dilated cardiomyopathy. Circulation. 2004; 110(8): 955-61.

68) Forbes JM, et al. Oxidative stress as a major culprit in kidney disease in diabetes. Diabetes. 2008; 57(6): 1446-54.

69) Satoh M, et al. NAD(P)H oxidase and uncoupled nitric oxide synthase are major sources of glomerular superoxide in rats with experimental diabetic nephropathy. Am J Physiol Renal Physiol. 2005; 288(6): F1144-52.

70) Miyata T, Izuhara Y. Inhibition of advanced glycation end products: an implicit goal in clinical medicine for the treatment of diabetic nephropathy? Ann NY Acad Sci. 2008; 1126: 141-6.

71) Pyke C, et al. GLP-1 receptor localization in monkey and human tissue: novel distribution revealed with extensively validated monoclonal antibody. Endocrinology. 2014; 155(4): 1280-90.

72) Hendarto H, et al. GLP-1 analog liraglutide protects against oxidative stress and albuminuria in streptozotocin-induced diabetic rats via protein kinase A-mediated inhibition of renal NAD(P)H oxidases. Metabolism. 2012; 61(10): 1422-34.

73) Fujita H, et al. The protective roles of GLP-1R signaling in diabetic nephropathy: possible mechanism and therapeutic potential. Kidney Int. 2014; 85(3): 579-89.

74) Park CW, et al. Long-term treatment of glucagon-like peptide-1 analog exendin-4 ameliorates diabetic nephropathy through improving metabolic anomalies in db/db mice. J Am Soc Nephrol. 2007; 18(4): 1227-38.

75) Kodera R, et al. Glucagon-like peptide-1 receptor agonist ameliorates renal injury through its anti-inflammatory action without lowering blood glucose level in a rat model of type 1 diabetes. Diabetologia. 2011; 54(4): 965-78.

76) Ishibashi Y, et al. Glucagon-like peptide-1 suppresses advanced glycation end product-induced monocyte chemoattractant protein-1 expression in mesangial cells by reducing advanced glycation end product receptor level. Metabolism. 2011; 60(9): 1271-7.

77) Yu M, et al. Antihypertensive effect of glucagon-like peptide 1 in Dahl salt-sensitive rats. J Hypertens. 2003; 21(6): 1125-35.

78) Carraro-Lacroix LR, et al. Role of CFTR and ClC-5 in modulating vacuolar H^+-ATPase activity in kidney proximal tubule. Cell Physiol Biochem. 2010; 26(4-5): 563-76.

79) Gutzwiller JP, et al. Glucagon-like peptide 1 induces natriuresis in healthy subjects and in insulin-resistant obese men. J Clin Endocrinol Metab. 2004; 89(6): 3055-61.

80) McCrimmon RJ, et al. Diabetes and cognitive dysfunction. Lancet. 2012; 379(9833): 2291-9.

81) Ohara T, et al. Glucose tolerance status and risk of dementia in the community: the Hisayama study. Neurology. 2011; 77(12): 1126-34.

82) Perry T, et al. A novel neurotrophic property of glucagon-like peptide 1: a promoter of nerve growth factor-mediated differentiation in PC12 cells. J Pharmacol Exp Ther. 2002; 300(3): 958-66.

83) Perry T, et al. Protection and reversal of excitotoxic neuronal damage by glucagon-like peptide-1 and exendin-4. J Pharmacol Exp Ther. 2002; 302(3): 881-8.

84) During MJ, et al. Glucagon-like peptide-1 receptor is involved in learning and neuroprotection. Nat Med. 2003; 9(9): 1173-9.

85) Perry T, et al. Evidence of GLP-1-mediated neuroprotection in an animal model of pyridoxine-induced peripheral sensory neuropathy. Exp Neurol. 2007; 203(2): 293-301.

86) Perry T, et al. Glucagon-like peptide-1 decreases endogenous amyloid-beta peptide(Abeta) levels and protects hippocampal neurons from death induced by Abeta and iron. J Neurosci Res. 2003; 72(5): 603-12.

87) McClean PL, Hölscher C. Lixisenatide, a drug developed to treat type 2 diabetes, shows neuroprotective effects in a mouse model of Alzheimer's disease. Neuropharmacology. 2014; 86: 241-58.

88) Bertilsson G, et al. Peptide hormone exendin-4 stimulates subventricular zone neurogenesis in the adult rodent brain and induces recovery in an animal model of Parkinson's disease. J Neurosci Res. 2008; 86(2): 326-38.

89) Teramoto S, et al. Exendin-4, a glucagon-like peptide-1 receptor agonist, provides neuroprotection in mice transient focal cerebral ischemia. J Cereb Blood Flow Metab. 2011; 31(8): 1696-705.

90) Yamamoto K, et al. Therapeutic effect of exendin-4, a long-acting analogue of glucagon-like peptide-1 receptor agonist, on nerve regeneration after the crush nerve injury. Biomed Res Int. 2013; 2013: 315848.

91) Aviles-Olmos I, et al. Exenatide and the treatment of patients with Parkinson's disease. J Clin Invest. 2013; 123(6): 2730-6.

92) Kenny PR, et al. Exenatide in the treatment of diabetic patients with non-alcoholic steatohepatitis: a case series. Am J Gastroenterol. 2010; 105(12): 2707-9.

93) Armstrong MJ, et al. safety and efficacy of liraglutide in patients with type 2 diabetes and elevated liver enzymes: individual patient data meta-analysis of the LEAD program. Aliment Pharmacol Ther. 2013; 37(2): 234-42.

94) Acitores A, et al. cell signalling of glucagon-like peptide-1 action in rat skeletal muscle. J Endocrinol. 2004; 180(3): 389-98.

95) Morales M, et al. Preserved GLP-I effects on glycogen synthase a activity and glucose metabolism in isolated hepatocytes and skeletal muscle from diabetic rats. Diabetes. 1997; 46(8): 1264-9.

96) Montrose-Rafizadeh C, et al. Novel signal transduction and peptide specificity of glucagon-like peptide receptor in 3T3-L1 adipocytes. J Cell Physiol. 1997; 172(3): 275-83.

97) Sancho V, et al. Effects of glucagon-like peptide-1 and exendins on kinase activity, glucose transport and lipid metabolism in adipocytes from normal and type-2 diabetic rats. J Mol Endocrinol. 2005; 35(1): 27-38.

98) Liu H, et al. Glucagon-like peptide-1 attenuates tumour necrosis factor-alpha-mediated induction of plasminogen [corrected] activator inhibitor-1 expression. J Endocrinol. 2008; 196(1): 57-65.

99) Ozyazgan S, et al. Effect of glucagon-like peptide-1(7-36) and exendin-4 on the vascular reactivity in streptozotocin/nicotinamide-induced diabetic rats. Pharmacology. 2005; 74(3): 119-26.

100) Koska J, et al. Improvement of postprandial endothelial function after a single dose of exenatide in individuals with impaired glucose tolerance and recent-onset type 2 diabetes. Diabetes Care. 2010; 33(5): 1028-30.

101) Janghorbani M, et al. Systematic review of type 1 and type 2 diabetes mellitus and risk of fracture. Am J Epidemiol. 2007; 166(5): 495-505.

102) Bollag RJ, et al. Osteoblast-derived cells express functional glucose-dependent insulinotropic peptide receptors. Endocrinology. 2000; 141(3): 1228-35.

103) Nuche-Berenguer B, et al. Presence of a functional receptor for GLP-1 in osteoblastic cells, independent of the cAMP-linked GLP-1 receptor. J Cell Physiol. 2010; 225(2): 585-92.

104) Nuche-Berenguer B, et al. Effect of GLP-1 treatment on bone turnover in normal, type 2 diabetic, and insulin-resistant states. Calcif Tissue Int. 2009; 84(6): 453-61.

105) Meier JJ. GLP-1 receptor agonists for individualized treatment of type 2 diabetes mellitus. Nat Rev Endocrinol. 2012; 8(12): 728-42.

106) Kolterman OG, et al. Synthetic exendin-4(exenatide) significantly reduces postprandial and fasting plasma glucose in subjects with type 2 diabetes. J Clin Endocrinol Metab. 2003; 88(7): 3082-9.

107) Agersø H, et al. The pharmacokinetics, pharmacodynamics, safety and tolerability of NN2211, a new long-acting GLP-1 derivative, in healthy men. Diabetologia. 2002; 45(2): 195-202.

108) バイエッタ®皮下注5μgペン300・10μgペン300インタビューフォーム. 2015年5月(改訂第8版). アストラゼネカ株式会社.

109) リキスミア®皮下注300μg インタビューフォーム. 2014年9月改訂(第6版). サノフィ株式会社.

110) Fineman MS, et al. Effect on glycemic control of exenatide(synthetic exendin-4) additive to existing metformin and/or sulfonylurea treatment in patients with type 2 diabetes. Diabetes Care. 2003; 26(8): 2370-7.

111) Werner U, et al. Pharmacological profile of lixisenatide: A new GLP-1 receptor agonist for the treatment of type 2 diabetes. Regul Pept. 2010; 164(2-3): 58-64.

112) Buse JB, et al. ; LEAD-6 Study Group. Liraglutide once a day versus exenatide twice a day for type 2 diabetes: a 26-week randomised, parallel-group, multinational, open-label trial(LEAD-6). Lancet. 2009; 374(9683): 39-47.

113) Linnebjerg H, et al. Effect of exenatide on gastric emptying and relationship to postprandial glycemia in type 2 diabetes. Regul Pept. 2008; 151(1-3): 123-9.

114) O'Donovan DG, et al. Effect of variations in small intestinal glucose delivery on plasma glucose, insulin, and incretin hormones in healthy subjects and type 2 diabetes. J Clin Endocrinol Metab. 2004; 89(7): 3431-5.

115) Edwards CM, et al. Exendin-4 reduces fasting and postprandial glucose and decreases energy intake in healthy volunteers. Am J Physiol Endocrinol Metab. 2001; 281(1): E155-61.

116) Fehse F, et al. Exenatide augments first- and second-phase insulin secretion in response to intravenous glucose in subjects with type 2 diabetes. J Clin Endocrinol Metab. 2005; 90(11): 5991-7.

117) Becker RH, et al. Restoration of insulin release with lixisenatide in patients with type 2 diabetes. Diabetologia. 2010; 53(Suppl. 1): S339. Abstract 850.

118) Kolterman OG, et al. Synthetic exendin-4(exenatide) significantly reduces postprandial and fasting plasma glucose in subjects with type 2 diabetes. J Clin Endocrinol Metab. 2003; 88(7): 3082-9.

119) Ratner RE, et al. Post-meal pharmacodynamic profile of AVE0010, a once-daily GLP-1 receptor agonist, in patients with type 2 diabetes inadequately controlled on metformin. Diabetologia. 2009; 52(Suppl. 1): S60. Abstract 131.

120) Ryan GJ, et al. Review of the therapeutic uses of liraglutide. Clin Ther. 2011; 33(7): 793-811.

121) Madsen K, et al. Structure-activity and protraction relationship of long-acting glucagon-like peptide-1 derivatives: importance of fatty acid length, polarity, and bulkiness. J Med Chem. 2007; 50(24): 6126-32.

122) Buse JB, et al. Efficacy and safety of exenatide once weekly versus liraglutide in subjects with type 2 diabetes(DURATION-6): a randomised, open-label study. Diabetologia. 2011; 54(Suppl. 1): S38. Abstract 75.

123) Degn KB, et al. One week's treatment with the long-acting glucagon-like peptide 1 derivative liraglutide(NN2211) markedly improves 24-h glycemia and alpha- and beta-cell function and reduces endogenous glucose release in patients with type 2 diabetes. Diabetes. 2004; 53(5): 1187-94.

124) Nauck MA, et al. Rapid tachyphylaxis of the glucagon-like peptide 1-induced deceleration of gastric emptying in humans. Diabetes. 2011; 60(5): 1561-5.

125) Cervera A, et al. Mechanism of action of exenatide to reduce postprandial hyperglycemia in type 2 diabetes. Am J Physiol Endocrinol Metab. 2008; 294(5): E846-52.

126) Buse JB, et al. DURATION-1: exenatide once weekly produces sustained glycemic control and weight loss over 52 weeks. Diabetes Care. 2010; 33(6): 1255-61.

127) Buse JB, et al. Exenatide once weekly versus liraglutide once daily in patients with type 2 diabetes(DURATION-6): a randomised, open-label study. Lancet. 2013; 381(9861): 117-24.

Chapter 2

リキシセナチドの概要

近年、GLP-1受容体作動薬と基礎インスリンの併用が、血糖コントロールのみならず低血糖リスク減少や体重の改善をもたらすことがメタ解析で示され(Lancet. 2014; 384: 2226)、BOT(Basal supported Oral Therapy)でコントロール不良な患者に対するbasal-bolus療法に代わるステップアップ療法「BPT: Basal-supported Prandial GLP-1RA Therapy」として注目されている。

現在、本邦で基礎インスリンとの併用が承認されているのは短時間作用型のリキシセナチドと長時間作用型のリラグルチド、デュラグルチドである。特に短時間作用型のリキシセナチドは食後高血糖改善効果に優れ、基礎インスリンと併用することで食後血糖に加え空腹時の血糖も改善し、質の高いコントロールが可能となる。また、basal-bolus療法よりも注射回数が減り、かつ低血糖のリスクも回避できるという点では患者のQOL向上にも大いに寄与することが期待される。

本章では、短時間作用型製剤のリキシセナチド(リキスミア®)について、その特性および主な臨床成績を解説する。

リキシセナチドとは？

1. 開発の経緯

　リキシセナチド（販売名：リキスミア®）は、Zealand Pharma A/Sにおいて創製・開発され、その後、サノフィ社により開発が進められたグルカゴン様ペプチド-1（glucagon-like peptide-1、以下「GLP-1」）受容体作動薬である。

　GLP-1は食事に応答して消化管から分泌され、膵臓からのインスリン分泌を促進し、グルカゴン分泌を抑制することで食後血糖の調節に重要な役割を果たしているが、生体内に広く存在するジペプチジルペプチダーゼ-4（dipeptidyl peptidase-4、以下DPP-4）により急速に分解不活化され、その半減期は約90～120秒と極めて短いことから、nativeなGLP-1は治療薬として臨床応用はされていない。これに対し、本剤はDPP-4による分解切断に抵抗性を示すexendin-4に類似した構造を持つことから、作用の持続化を図ることが可能であり、臨床試験においては、そのインスリン分泌作用・グルカゴン分泌抑制作用・胃内容排出遅延作用により、優れた食後血糖抑制作用を示すことが確認されている。また、基礎インスリンとの併用試験では、血糖コントロールのさらなる改善と良好な忍容性が認められている。

　本邦では、こうした臨床試験の成績に基づき、**2型糖尿病に対して①食事療法、運動療法に加えてスルホニル尿素（SU）薬（ビグアナイド系薬剤との併用を含む）を使用 ②食事療法、運動療法に加えて持効型溶解インスリンまたは中間型インスリン製剤（SU薬との併用を含む）を使用にもかかわらず効果が得られない場合**を効能・効果として承認を取得した。また、日本で発売されているGLP-1受容体作動薬のなかで、最初にインスリンとの併用が保険適応となった薬剤でもある。

　製品の治療学的・製剤学的特性を下記に示す[1]。
　①1日1回朝食前の投与で、優れた食後血糖低下作用を示し、HbA1cを有意に改善する
　②臨床試験で、基礎インスリンとの併用により食後血糖値およびHbA1cを改善した
　③1日1回朝食前1時間以内の投与であり、基礎インスリンと同じタイミングで投与することが可能
　④ランタスと同じソロスタータイプのペンを使用
　⑤第Ⅲ相臨床試験（日本人250例を含む2,672例に本剤が投与された）において副作用は45.8％の患者で報告され、主なものは悪心 635例（23.8％）、低血糖症 293例（11.0％）、

嘔吐 231例(8.6%)であった。また、日本人の副作用発現率は70.0%で、悪心 35.2%、低血糖症 16.4%、食欲不振 12.4%、嘔吐 10.8%と、他国の患者よりもやや多い傾向が認められた。重大な副作用としては、低血糖、急性膵炎、アナフィラキシー反応、血管浮腫が現れることがある。また、類薬の重大な副作用として、腸閉塞がある(承認時)。

2. 用法・用量

成人に対するリキシセナチドの用法・用量は、以下のとおりである[1]。

- リキシセナチドとして20μgを1日1回朝食前に皮下注射
- 1日1回 10μgから開始し、1週間以上投与した後1日1回 15μgに増量し、1週間以上投与した後1日1回 20μgに増量する
- 患者の状態に応じて適宜増減するが、1日 20μgを超えないようにする

● 1日1回朝食前皮下注射

リキシセナチド 20μg 1日1回投与と10μg 1日2回投与では有効性・安全性において臨床上の差がないことから(DRI6012、PDY6797)、利便性の高さと長期的なコンプライアンスを考慮して1日1回投与が採用された。国内臨床試験においては、朝食前1時間以内に1日1回投与が用いられている[1]。

投与タイミングについては、海外の臨床試験(EFC6014)で1日1回朝食前投与と夕食前投与での検討が行われており、有効性・安全性ともに同等であることが示された[2]。また、2014年には、患者が1日のなかで主な食事(メインミール)ととらえる食事時間の前に投与する場合と、朝食前投与との比較試験の結果が報告され、いずれの投与タイミングでも有効性・安全性はほぼ同等であることが確認されている(p.65参照)[3]。

● 10μgからの2段階増量法[1,2]

日本人が組み入れられた第Ⅲ相国際共同プラセボ対照試験(p.43参照)[4]および第Ⅲ相長期投与試験(LTS10888)では、増量法の違いによる胃腸障害の安全性・忍容性が検討された。GetGoal-Mono試験では、12週間の投与期間中、日本人の胃腸障害発現率は、1週間ごとに10μg→15μg→20μgと増量する2段階増量法では41.2%(7/17例)であったのに対し、10μgで開始→2週間後に20μgに増量する1段階増量法では75.0%(12/16例)であった。また、最終投与時点で維持用量である20μgに到達した日本人被験者の割合は2段階増量法で100%(17/17例)、1段階増量法で75.0%(12/16例)であった[4]。LTS10888試験では、24週間の投与期間中、日本人での胃腸障害の発現率は2段階増量法では63.6%(21/33例)であったのに対し、1段階増量法では77.8%(28/36例)と、いずれの試験でも2段階増量法でより発現率が低かった。日本人は外国人に比べ胃腸障害の発現率がやや高いものの、2段階増量法で軽減でき忍容性の向上が期待できることから、この方法が採用された。

3. 臨床効果

リキシセナチドは、原則として食事療法・運動療法に加えてSU薬（ビグアナイド薬との併用を含む）あるいは持効型溶解インスリンまたは中間型インスリン製剤(SU薬との併用を含む)を使用しても効果が得られない場合に投与する。臨床試験から得られたリキシセナチドの主な効果について概要を紹介する。

● 単独療法における効果

食事療法・運動療法でコントロール不十分な2型糖尿病患者361例（日本人43例を含む）に対するリキシセナチド20μg（2段階増量法）1日1回朝食前投与による効果が検討された(p.43参照)[4]。

1) HbA1c低下作用

ベースラインから12週後のHbA1cの変化量は、リキシセナチド群 −0.73%、プラセボ群 −0.19%で、プラセボ群と比して有意な低下が認められた（$p < 0.0001$）。日本人集団においてはリキシセナチド群 −0.77%、プラセボ群 −0.36%であった。

2) 食後高血糖に対する作用

ベースラインから12週後の食後2時間血糖値の変化量は、リキシセナチド群 −81.2mg/dL、プラセボ群 −11.6mg/dLで、プラセボ群と比して有意な改善が認められた（$p < 0.0001$）。日本人集団においてはリキシセナチド群 −103.7mg/dL、プラセボ群 −3.4mg/dLであった。

● SU薬（ビグアナイド薬との併用を含む）との併用療法における効果

SU薬（ビグアナイド薬との併用を含む）でコントロール不十分な2型糖尿病患者859例（日本人127例を含む）に対するリキシセナチド20μg（2段階増量法）1日1回朝食前投与による効果が検討された(p.46参照)[5]。

1) HbA1c低下作用

ベースラインから24週後のHbA1cの変化量は、リキシセナチド群 −0.85%、プラセボ群 −0.10%で、プラセボ群と比して有意な低下が認められた（$p < 0.0001$）。日本人集団においてもリキシセナチド群 −0.87%、プラセボ群 −0.24%で同様に有意な低下を認めた（$p < 0.0001$）。

2) 食後高血糖に対する作用

ベースラインから24週後の食後2時間血糖値の変化量は、リキシセナチド群 −111.48mg/dL、プラセボ群 −3.80mg/dLで、プラセボ群と比して有意な改善が認められた（$p < 0.0001$）。日本人集団においてもリキシセナチド群 −131.56mg/dL、プラセボ群 21.77mg/dLで同様に有意な改善を認めた（$p < 0.0001$）。

● 基礎インスリン（SU薬との併用を含む）との併用療法における効果

基礎インスリン（SU薬との併用を含む）でコントロール不十分なアジア人2型糖尿病患者311

例（日本人159例を含む）に対するリキシセナチド20μg（2段階増量法）1日1回朝食前投与による効果が検討された（p.49参照）[6]。

1) HbA1c低下作用

ベースラインから24週後のHbA1cの変化量は、リキシセナチド群 −0.77%、プラセボ群 0.11%で、プラセボ群と比して有意な低下が認められた（$p<0.0001$）。日本人集団においてもリキシセナチド群 −0.67%、プラセボ群 0.45%で同様に有意な低下を認めた（$p<0.0001$）。

2) 食後高血糖に対する作用

ベースラインから24週後の食後2時間血糖値の変化量は、リキシセナチド群 −143.46 mg/dL、プラセボ群 −2.44mg/dLで、プラセボ群と比して有意な改善が認められた（$p<0.0001$）。日本人集団においても−137.33mg/dL、プラセボ群 −18.32mg/dLで同様に有意な改善を認めた（$p<0.0001$）。

● インスリン分泌促進作用（海外データ）

2型糖尿病患者22例に対して、正常血糖クランプ条件下でリキシセナチド20μgとプラセボを単回皮下投与後、経静脈グルコース負荷を行ったところ、インスリン分泌の増強が示された。インスリン分泌の第1相および第2相は、プラセボ投与時に比べそれぞれ6倍以上および約3倍に増加した（**図2-1**）[7]。

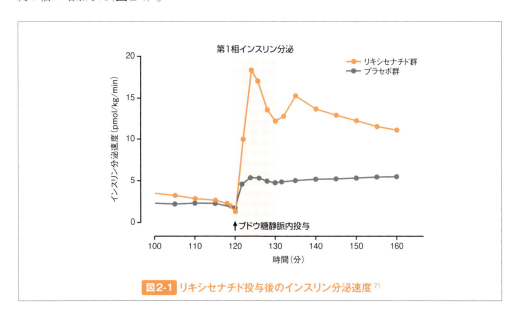

図2-1 リキシセナチド投与後のインスリン分泌速度[7]

● グルカゴン分泌抑制作用（海外データ）

メトホルミン（1,500mg/日以上投与）でコントロール不十分な2型糖尿病患者に、リキシセナチドを1日1回投与（10μg×2週間→20μg×2週間）したところ、28日目における食事負荷時の血漿中グルカゴン濃度AUC（食事負荷後30分〜4時間30分）は、投与開始前から −46.7h/pg/mLと低下した（p.62参照）[8]。

● **胃内容排出遅延および食後血糖低下作用**

　メトホルミン（SU薬との併用を含む）で治療中の43例の2型糖尿病患者に対し、リキシセナチド20μgを1日1回投与したときの毎食後血糖値（PPG）と胃内容排出の関係について、無作為二重盲検プラセボ対照、並行群間試験で検討した（ACT6011）[9]。

　リキシセナチドは初期用量5μg 1日1回から5日ごとに2.5μgずつ増量し、最後の4日は最大用量の20μgが投与された。試験開始前日（−1日）をベースラインとして、28日目に各血糖関連指標の測定と^{13}C-オクタン酸呼気試験による胃内容排出に対する作用を評価した。

1) 胃内容排出速度（一次評価項目）

　^{13}C-オクタン酸を注入した標準食を患者が摂取すると、放射性標識されたオクタン酸は胃内容物とともに十二指腸に到達し、急速に吸収されて肝臓に輸送・酸化されることから、$^{13}CO_2/^{12}CO_2$比の時間的推移が胃内容排出値の指標となる[10]。この方法により−1日と28日目に朝食時の胃内容排出速度を検討した。

　リキシセナチド20μg 1日1回投与群とプラセボ投与群のベースライン時の胃内容排出速度（$t_{1/2}$）は同程度であったが、リキシセナチド群はプラセボ群と比較してベースラインからの胃内容排出速度（LS mean）が有意に遅延した（211.5秒 vs. プラセボ群 −24.1秒、$p<0.01$）。

2) 血糖関連指標の変化（一次評価項目）

　食後の血糖曲線下面積（PPG-AUC）ならびにPPGピーク値は、リキシセナチド20μg 1日1回投与により3食すべてでプラセボと比べて有意に低下した（朝食 $p<0.0001$、昼食 $p<0.0001$、夕食 $p<0.05$）。HbA1c値の平均変化量は、リキシセナチド群 −1.2%、プラセボ群 −0.6%で、有意な差を認めた（$p<0.05$）。朝食後の血清インスリンレベル（$p<0.01$）、Cペプチド（$p<0.05$）、グルカゴンレベル（$p<0.01$）もリキシセナチド群で有意に低下した。

3) 血糖値と胃内容排出との関係（二次評価項目）

　リキシセナチド群で朝食後のPPG-AUCが胃内容排出速度（$t_{1/2}$）遅延の程度と逆相関関係を示したが、プラセボ群ではそのような関係は認められなかった（図2-2）。このPPG-AUCとの逆相関関係は、リキシセナチド群においてCペプチド（$r_2=0.35$、$p<0.05$）、インスリン（$r_2=0.38$、$p<0.05$）の間でも認められたが、やはりプラセボでは相関はなかった（$r_2=0.10$、非有意）。Cペプチドレベルと胃内容排出速度との間には、両群とも有意ではないが逆相関関係の傾向が認められた（リキシセナチド：$r_2=0.16$、非有意、プラセボ：$r_2=0.12$、非有意）。また、リキシセナチド群においてはベースライン時の胃内容排出が速いほど胃内容排出遅延の程度が大きく（$r_2=0.39$、$p<0.05$）、PPG-AUCレベルとベースライン時の$t_{1/2}$値との間にも逆相関関係を認めた（$r_2=0.37$、$p<0.05$）。

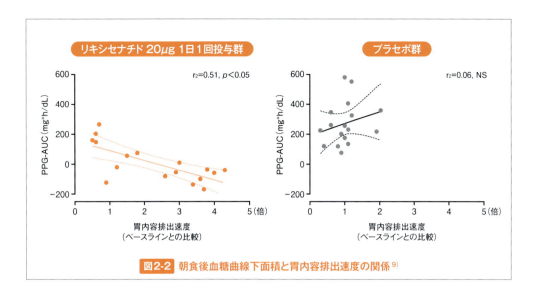

図2-2 朝食後血糖曲線下面積と胃内容排出速度の関係[9]

● 用量反応関係

メトホルミン（1,000mg/日以上で3ヵ月以上治療）でコントロール不十分な2型糖尿病患者に、リキシセナチド 5μg、10μg、20μg、30μg 1日1回（朝食前）または1日2回（朝・夕食前）に投与したときの用量反応関係を評価した。有効性評価対象542例の国際共同（欧米7ヵ国133施設）、二重盲検、無作為化、プラセボ対照、並行群間試験である[11]。

1) HbA1c低下作用（一次評価項目）

すべての群において、HbA1cは低下し（図2-3）、リキシセナチド全群においてプラセボ群に対し有意な改善を認めた（5μg 1日1回群で−0.47％、p=0.0056、10μg 1日1回群で−0.50％、p=0.0033、それ以外の群ではすべてp＜0.0001、linear trend test）。

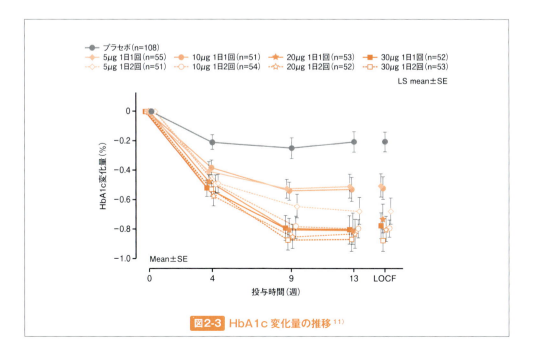

図2-3 HbA1c 変化量の推移[11]

2) HbA1c改善目標達成率（二次評価項目）

HbA1cが7.0％もしくは6.5％未満を達成した患者の割合は、リキシセナチド全群においてプラセボ群より有意に高く（図2-4）、20μgまたは30μg 1日1回投与を受けた患者の3分の2以上がHbA1c 7.0％未満を達成した。

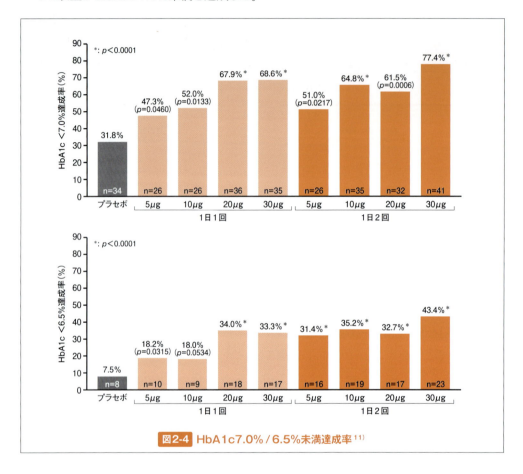

図2-4 HbA1c7.0％/6.5％未満達成率[11]

3) 安全性

最も頻発した有害事象は消化器症状であり、主たるものは用量依存的に発現した悪心であった。消化器症状はほとんどが投与開始から5週間以内に発現し、軽度から中等度であった。症候性低血糖〔それぞれの試験群で1〜3回（0.9〜5.7％）発生〕には用量依存性が認められず、ほとんどが軽度で重度の低血糖症を来した患者はいなかった。膵炎の発生もなかった。

リキシセナチド群では5.6％の重篤な有害事象があり、うち1例はアレルギー反応のため投与を中止した。プラセボ群では3件(2.8％)であった。また、重篤でない蕁麻疹が、リキシセナチド群2例とプラセボ群の3例から報告された。

注意：本剤の用法および用量
通常、成人には、リキシセナチドとして20μgを1日1回朝食前に皮下注射する。ただし、1日1回 10μgから開始し、1週間以上投与した後1日1回 15μgに増量し、1週間以上投与した後1日1回 20μgに増量する。なお、患者の状態に応じて適宜増減するが、1日20μgを超えないこと。

4. 薬物動態[1]

臨床用量(リキシセナチド 10μgまたは20μg 1日1回)で2型糖尿病患者にリキシセナチドを反復皮下投与したとき、定常状態における血漿中リキシセナチド濃度の$t_{max,ss}$はそれぞれ1.50時間および1.75時間、$t_{1/2z,ss}$はそれぞれ2.12時間および2.45時間であった(PDY6797)(図2-5)。

腎機能正常、軽度腎機能障害患者、中等度腎機能障害患者および重度腎機能障害患者各8例に本剤5μgを単回皮下投与した際、本剤のC_{max}およびAUCは腎機能低下に伴い腎機能正常被験者に比べ増加傾向を示したが、重度腎機能障害患者のAUC∞を除き統計的に有意な差は認められなかった。また、$t_{1/2z}$について腎機能低下に伴う変化は認められなかった(POP6053)。

高齢健康成人および若年健康成人各18例に本剤20μgを単回皮下投与したとき、C_{max}は同様であったが、高齢健康成人群ではAUC∞が約1.3倍増加し、$t_{1/2z}$は約1.6倍延長した(POP11814)。

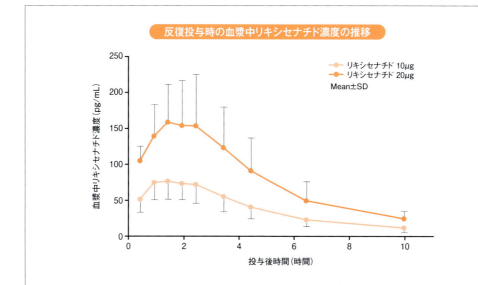

反復投与時の血漿中リキシセナチド濃度の推移

反復投与時の薬物動態パラメータ

投与量(μg)	N	$C_{max,ss}$ (pg/mL)	$t_{max,ss}$ 注1)(h)	$t_{1/2z,ss}$ (h)	$AUC_{t,ss}$ (pg・h/mL)	CL_{ss}/F (L/h)
10	20	76.5 (31.3%)	1.50 (0.480, 2.50)	2.12 (27.4%)	340 (38.0%)	29.4 (50.6%)
20	16	163 (35.5%)	1.75 (0.480, 2.50)	2.45 (21.5%)	785 (46.6%)	25.5 (45.0%)

SS: 定常状態下、CL_{ss}/F: 定常状態における見かけの全身クリアランス
幾何平均値(変動係数)
注1)中央値(最小値, 最大値)

対象:日本人2型糖尿病患者16～20例
方法:リキシセナチド10μgまたは20μgを1日1回反復皮下投与したとき、各投与量の投与7日目における血漿中リキシセナチド濃度を測定するとともに、各種パラメータを算出した。リキシセナチドは5μgもしくは10μgから投与開始し、1週間ごとに5μgずつ漸増した

(申請評価資料)

図2-5 2型糖尿病患者におけるリキシセナチドの薬物動態[1]

過体重および肥満被験者43例の異なる部位（腹部、大腿部または上腕部）に本剤10μgを単回皮下投与した際の、相対的バイオアベイラビリティは同等であった。また、投与部位にかかわらず同様の安全性および忍容性プロファイルを示した（BDR6864）。

5. 副作用・薬物相互作用

● 副作用

国内外で実施された2型糖尿病患者を対象とした第Ⅲ相臨床試験において、日本人250例を含む2,672例に本剤が投与され、副作用が報告された症例は1,225例（45.8%）で、主な副作用は、悪心 635例（23.8%）、低血糖症 293例（11.0%）、嘔吐 231例（8.6%）であった。

日本人のみでみると250例中副作用が報告された症例は 175例（70.0%）で、主な副作用は、悪心 88例（35.2%）、低血糖症 41例（16.4%）、食欲不振 31例（12.4%）、嘔吐 27例（10.8%）と、全体に日本人では発現率が高い傾向にあることがわかる。しかしながらこれらの症状の大部分は軽度から中等度であることが確認されており、脱落に結びつく例は多くない。悪心、嘔吐はリキシセナチドの胃内容排出遅延作用によるもので、投与初期に多く3週間をピークにそれ以降は低下する。

一方で、重大な副作用としては低血糖、急性膵炎、アナフィラキシー反応、血管浮腫が現れることがあるとされている。国内外の臨床試験において、重症症候性低血糖は、SU薬、基礎インスリンと併用（特に両者を併用）した場合にプラセボより高い発現率を示したが、日本人、外国人のいずれでも大部分は治験薬の投与中止には至らなかった。しかしながら、低血糖の発現リスクを軽減するために、SU薬、持効型溶解インスリンまたは中間型インスリン製剤と併用する場合には、必要に応じてこれらの薬剤の減量を考慮し、定期的な血糖測定を行うことが推奨される。急性膵炎、アナフィラキシー、血管浮腫については、第Ⅲ相試験における250例の日本人被験者での報告はなく、日本人と外国人を合わせた2,672例において、外国人で「膵炎」と「急性膵炎」各2例、「アナフィラキシー」と「血管浮腫」各1例が報告された。また、類薬の重大な副作用として、腸閉塞が記載されているが、リキシセナチド投与例での報告はない。

● 薬物相互作用[1]

リキシセナチドの併用注意薬として、糖尿病用薬、血糖降下作用が増強される薬剤（モノアミン酸化酵素阻害剤、サリチル酸誘導体 等）、血糖降下作用が減弱される薬剤（アドレナリン、副腎皮質ステロイド、甲状腺ホルモン 等）、血糖降下作用が増強または減弱される薬剤（β遮断薬等）、吸収遅延により効果が減弱される薬剤（抗生物質、経口避妊薬 等）、ワルファリンカリウムが挙げられている。併用禁忌薬は設定されていない。それぞれの機序は以下のとおりである。

1) 糖尿病用薬

血糖降下作用増強により低血糖が起こるおそれがあるため。

2) 血糖降下作用が増強される薬剤

モノアミン酸化酵素（MAO）阻害剤は$β_2$アドレナリン受容体を刺激し、内因性インスリン分

泌促進、糖新生抑制作用により血糖降下作用を示す。また、サリチル酸誘導体は糖に対するβ細胞の感受性の亢進やインスリン利用率の増加等による血糖降下作用を有するため。

3) 血糖降下作用が減弱される薬剤

アドレナリン（エピネフリン）は、末梢でのグルコースの取り込み抑制、肝での糖新生の促進やインスリン分泌抑制などにより血糖値を上昇させると考えられている。副腎皮質ステロイドは末梢および肝で糖新生を促進して血糖値を上昇させる作用を有し、インスリンの作用に拮抗すると考えられている。甲状腺ホルモンには、カテコラミン感受性の亢進や蛋白同化（過剰時には異化）の促進、糖・脂質分解の促進といった代謝亢進作用があり、腸管からの糖吸収の促進、肝グリコーゲンの分解促進などにより血糖降下作用が減弱される。

4) 血糖降下作用が増強または減弱される薬剤

肝の糖新生にはβ_1受容体が関与し、グリコーゲン分解による糖の産生・血中遊離にはβ_2受容体が関与する。このため特に非選択性のβ遮断薬は低血糖からの回復を遅延させる。また、低血糖に対する交感神経系の症状（振戦、動悸等）をマスクし低血糖を遷延させる可能性がある。

5) 吸収遅延により効果が減弱される薬剤

本剤の胃内容排出遅延作用により経口薬の胃内滞留時間が延長すると、経口薬の吸収が変化し、抗生物質、経口避妊薬などに代表される「有効性が血中濃度に依存する薬剤」の効果が減弱するおそれがあるため。

6) ワルファリンカリウム

類薬でプロトロンビン時間国際標準比（PT-INR）の延長が報告されているため設定された。本剤の胃内容排出遅延作用によりワルファリンのt_{max}は遅延するが、併用によるPT-INRへの影響はみられなかった。

文献

1) リキスミア®皮下注300μgインタビューフォーム. 2014年9月改訂. サノフィ株式会社.
2) サノフィ株式会社 社内資料(リキスミア®皮下注300μg申請評価資料)
3) Ahrén B, et al. Equal improvement in glycaemia with lixisenatide given before breakfast or the main meal of the day. J Diabetes Complications 2014; 28(5): 735-41.
4) Fonseca VA, et al. EFC6018 GetGoal-Mono Study Investigators. Efficacy and safety of the once-daily GLP-1 receptor agonist lixisenatide in monotherapy: a randomized, double-blind, placebo-controlled trial in patients with type 2 diabetes (GetGoal-Mono). Diabetes Care 2012; 35(6): 1225-31.
5) Rosenstock J, et al. Beneficial effects of once-daily lixisenatide on overall and postprandial glycemic levels without significant excess of hypoglycemia in type 2 diabetes inadequately controlled on a sulfonylurea with or without metformin (GetGoal-S). J Diabetes Complications 2014; 28(3): 386-92.
6) Seino Y, et al. Randomized, double-blind, placebo-controlled trial of the once-daily GLP-1 receptor agonist lixisenatide in Asian patients with type 2 diabetes insufficiently controlled on basal insulin with or without a sulfonylurea (GetGoal-L-Asia). Diabetes Obes Metab 2012; 14(10): 910-7.
7) Barnett AH. Lixisenatide: evidence for its potential use in the treatment of type 2 diabetes. Barnett AH. Core Evid. 2011; 6: 67-79.
8) Kapitza C, et al. Pharmacodynamic characteristics of lixisenatide once daily versus liraglutide once daily in patients with type 2 diabetes insufficiently controlled on metformin. Diabetes Obes Metab 2013; 15(7): 642-9.
9) Lorenz M, et al. Effects of lixisenatide once daily on gastric emptying in type 2 diabetes--relationship to postprandial glycemia. Regul Pept. 2013; 185: 1-8.
10) Ghoos YF, et al. Measurement of gastric emptying rate of solids by means of a carbon-labeled octanoic acid breath test. Gastroenterology. 1993; 104(6):1640-7.
11) Ratner RE, et al.; DRI6012 Study Investigators, Dose-dependent effects of the once-daily GLP-1 receptor agonist lixisenatide in patients with Type 2 diabetes inadequately controlled with metformin: a randomized, double-blind, placebo-controlled trial. Diabet Med. 2010 Sep;27(9):1024-32.

リキシセナチドの臨床試験とその考察

　リキシセナチドは2013年2月に欧州で、6月に日本で製造販売承認を取得し、2015年1月現在、約40ヵ国で使用されている。その承認の根拠となったのが、国際的に展開されたGetGoal第Ⅲ相臨床試験プログラムである。GetGoalプログラムは2008年5月に開始され、5,000例以上の2型糖尿病患者を対象とした11件の臨床試験から成り、種々の経口血糖降下薬単独あるいは基礎インスリンとの併用で治療中の成人2型糖尿病患者におけるリキシセナチドの有効性と安全性を検討している。このうち、リキシセナチドの単独療法の効果を検討したGetGoal-Mono、スルホニル尿素(SU)薬との併用効果を検討したGetGoal-S、メトホルミン(Met)との併用効果を検討したGetGoal-M、基礎インスリン(Metとの併用を含む)との併用効果を検討したGetGoal-L、さらにその併用効果をエキセナチドと比較したGetGoal-X、そしてMet(チアゾリジン系薬との併用を含む)にインスリングラルギンとリキシセナチドを追加した際の効果をプラセボと比較したGetGoal-Duo 1などの試験で、肯定的な結果が報告されている。

　アジア人についても、基礎インスリン(SU薬との併用を含む)との併用効果を検討したGetGoal-L AsiaやMet(SU薬との併用を含む)への追加によるHbA1cの低下作用を検討したGetGoal-M Asiaなどが報告され、日本人を含む患者での有効性と安全性が明らかにされている。

　本稿では、代表的なGetGoal試験の概要を紹介するとともに、最近報告された他のGLP-1受容体作動薬との比較試験や投与タイミングに関する報告についても併せて掲載した。

【用語補足】
- LOCF (Last Observation Carried Forward):
　　投与終了時の値が得られていない症例において、最終観察時点での測定値を代用して得た値
- ITT (Intention to Treat) 解析：脱落患者を解析対象から除外せず、無効例として解析する方法
- LS mean (Least Square mean)：最小二乗平均。繰り返し数の不揃いを調整した値
- 95%CI (Confidence Interval)：95%信頼区間
- SE (Standard Error)：標準誤差
- SD (Standard Deviation)：標準偏差
- SMPG(Self-Monitored Plasma Glucose)：自己測定血糖
- AACE/ACE(American Association of Clinical Endocrinologists/
　　American College of Endocrinology)：米国臨床内分泌学会/米国内分泌学会
- IDF(International Diabetes Federation)：国際糖尿病連合
- DTSQ(Diabetes Treatment Satisfaction Questionnaire)：糖尿病治療満足度質問票
- NPH(neural protamin Hagedorn insulin)：中間型インスリン
- OHA(Oral Hypoglycemic Agent)：経口血糖降下薬

※各論文の臨床検査値は、次の単位に統一して換算した
　血糖：mg/dL(mmol/L×18.0182)、Cペプチド：ng/mL(nmol/L×3.1428)、グルカゴン：pg/mL(ng/L×1)

GetGoal-Mono

糖尿病未治療患者・リキシセナチド単独投与・プラセボ対照試験

Fonseca VA, et al. EFC6018 GetGoal-Mono Study Investigators. Efficacy and safety of the once-daily GLP-1 receptor agonist lixisenatide in monotherapy: a randomized, double-blind, placebo-controlled trial in patients with type 2 diabetes (GetGoal-Mono). Diabetes Care 2012; 35(6): 1225-31.

目的：糖尿病未治療の2型糖尿病患者における、リキシセナチド単剤療法の有効性および安全性の評価

対象患者：血糖降下療法を受けていない20～85歳の2型糖尿病患者（HbA1c 7.0～10.0%）
〔除外基準：過去3ヵ月以内に血糖降下薬を用いた治療歴。スクリーニング時の空腹時血糖値250mg/dL超。アミラーゼ/リパーゼレベルが正常値上限の3倍より高値。過去6ヵ月以内に長時間の悪心や嘔吐を伴う臨床的に重大な消化器疾患、慢性膵炎、胃/消化器手術歴。過去6ヵ月以内に入院を要する心筋梗塞や脳卒中、心不全の既往歴。肝・腎疾患/スクリーニング時の血液透析施行〕

試験デザイン：無作為割付・プラセボ対照・二重盲検・オープンラベル（用量設定および増量時）・多施設（12ヵ国、61施設）
試験期間：2008年～2009年

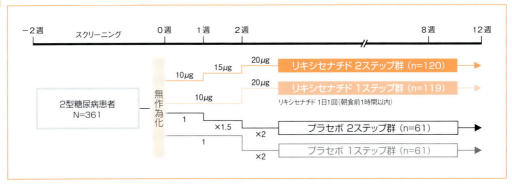

評価項目
一次評価項目：ベースライン（無作為割付時）から12週（LOCF）までのHbA1c値の変化量（ITT解析）
二次評価項目：12週時点（LOCF）でのHbA1c 7.0%未満/6.5%以下の達成率、空腹時血糖値、体重の変化
安全性評価項目：理学所見、血圧、心拍数、12誘導心電図、各種臨床検査、抗リキシセナチド抗体、有害事象（試験薬の投与を1回以上受けた全ての患者）

患者背景　●症例数　361例　●追跡期間　12週間

Mean±SD

		リキシセナチド		プラセボ群合計 (n=122)
		2ステップ 漸増処方群 (n=120)	1ステップ 漸増処方群 (n=119)	
年齢：歳		53.3±9.7	53.8±10.9	54.1±11.0
男性：n (%)		63 (52.5)	63 (52.9)	60 (49.2)
人種：n (%)	白人	88 (73.3)	85 (71.4)	90 (73.8)
	黒人	0	3 (2.5)	3 (2.5)
	アジア人	27 (22.5)	29 (24.4)	24 (19.7)
	その他	5 (4.2)	2 (1.7)	5 (4.1)
糖尿病罹病期間：年, 中央値[範囲]		1.4 [0.2-21.5]	1.1 [0.2-23.9]	1.4 [0.2-12.5]
HbA1c：%		7.98±0.9	8.07±0.9	8.07±0.9
空腹時血糖：mg/dL		165.8±36.0	162.2±36.0	160.4±39.6
食後2時間血糖：mg/dL		266.7±70.3	263.1±61.3	257.7±86.5
血糖変動幅：mg/dL		102.7±55.9	95.5±54.1	86.5±66.7
体重：kg		89.0±22	86.5±21	86.1±22
BMI：kg/m²		32.3±6.7	31.7±6.6	31.8±6.7

結果

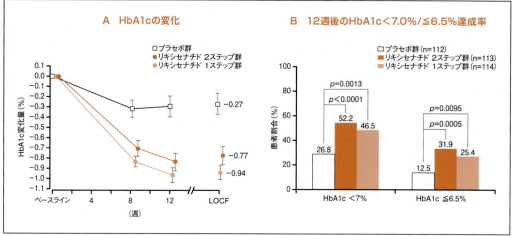

図1 HbA1cの変化とHbA1c 7.0%未満/6.5%以下の達成率

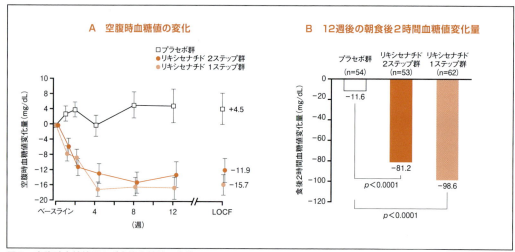

図2 空腹時血糖値および食後血糖値の変化

有効性

①リキシセナチドの投与により12週後のHbA1cが有意に改善（図1A）

1日1回のリキシセナチド単独投与は、治療歴のない2型糖尿病患者のHbA1cを12週にわたり有意に改善した。また、1ステップ漸増処方（以下1ステップ群）と2ステップ漸増処方（以下2ステップ群）の変化量はほぼ同等であった。

②HbA1c 7.0%未満または6.5%以下の達成率は3～5割（図1B）

リキシセナチド投与により約5割の患者が12週後にHbA1c 7.0%未満を達成し、約3割の患者が6.5%以下を達成し、プラセボ群より有意に高率であった。

③リキシセナチドの投与により空腹時血糖値および朝食後血糖値が有意に低下（図2）

標準食負荷試験を実施し、ベースラインとエンドポイントの評価が可能であった169例を対象に解析したところ、12週後の空腹時血糖値の変化量はプラセボ群と比較してリキシセナチド群で約16mg/dL（2ステップ群）～20mg/dL（1ステップ群）大きかった。朝食後2時間血糖値の変化量もプラセボ群と比し有意に大きく、75%に相当する食後血糖値改善作用が認められた。

④ 体重減少に差はなし

体重はすべての群で2kg程度の減少を認め、リキシセナチド群とプラセボ群で差はなかった。プラセボ群でも体重が減少した理由は、未治療の集団ということで食事療法が遵守されたためと考えられた。

安全性 約50％の患者に治療に関連した有害事象が生じ、プラセボ群に比べてリキシセナチド群のほうが、わずかに出現率が高かった（45.1％ vs. 53.6％）。重篤な有害事象が生じたのはリキシセナチド2ステップ群での甲状腺腫の1例とプラセボ群の5件のイベントであった。プラセボ群1例、リキシセナチド群8例（2ステップ群5例、1ステップ群3例）で有害事象発生のため治療を中止したが、主な理由は消化管障害であった（それ以外は食欲低下が1例、高血圧が1例）。

プロトコルで定義した症候性低血糖※はプラセボ群で2例、リキシセナチド群で4例認められたが、重症例や治療中止に至るものはなかった。試験期間中に膵炎の疑い例はなく、リパーゼもしくはアミラーゼレベルが臨床検査値正常上限の3倍以上になった患者もいなかった。

※低血糖の症状があり、血糖値60mg/dL未満、あるいは炭水化物の摂取で速やかに回復したもの

CONCLUSIONS

リキシセナチドの第Ⅲ相試験のなかで最初に終了した本試験では、リキシセナチド1日1回単剤投与により、糖尿病未治療の2型糖尿病患者の血糖コントロールが有意に改善し、特に食後に対する効果が大きいことが実証された。

食後血糖値抑制の重要性は国際機関の認めるところであり、IDF（国際糖尿病連合）では、食後2時間血糖値は140mg/dL未満に管理すべきであるとしている。本試験では特に朝食後血糖に対する効果が顕著であり、これは他のGLP-1受容体作動薬に報告されていない現象であった。

また、1ステップ漸増処方と2ステップ漸増処方は両者ともに良好な忍容性を示し、軽度の消化器系有害事象が発生したものの、症候性低血糖の発生率は低かった。これらの結果は、生活改善指導ではコントロールできない2型糖尿病患者に対して、1日1回リキシセナチド単剤療法が有益であることを支持するものといえる。

GetGoal-S

SU薬（Met併用含む）使用患者・リキシセナチド追加投与・プラセボ対照試験

Rosenstock J, et al. Beneficial effects of once-daily lixisenatide on overall and postprandial glycemic levels without significant excess of hypoglycemia in type 2 diabetes inadequately controlled on a sulfonylurea with or without metformin (GetGoal-S). J Diabetes Complications 2014; 28(3): 386-92.

目的	スルホニル尿素（SU）薬単独もしくはメトホルミン（Met）併用でコントロール不十分な2型糖尿病患者における、リキシセナチド20μg 1日1回追加投与の有効性および安全性の評価
対象患者	SU薬（Met併用含む）投与中の20～79歳の2型糖尿病患者（HbA1c 7.0～10.0%） （除外基準：過去3ヵ月以内に血糖降下薬を用いた治療歴。スクリーニング時の空腹時血糖値250mg/dL超。原因不明の膵炎、慢性膵炎、膵臓切除術、腹部/胃手術、炎症性腸疾患の既往歴。過去6ヵ月以内の消化器疾患の既往歴。過去1年間の代謝性アシドーシスの既往歴。過去6ヵ月以内の入院を要する心筋梗塞や脳卒中、心不全の既往歴。収縮期血圧180mmHg超または拡張期血圧95mmHg超のコントロール不十分な高血圧。アミラーゼ/リパーゼが正常値上限の3倍より高値、またはAST・ALT・ALPが正常値上限の2倍より高値。末期腎疾患（血清Ccr. 15mL/min未満）/透析。Met投与中であれば腎障害（Cr.：女性1.4mg/dL超、男性1.5mg/dL超））
試験デザイン	無作為割付・プラセボ対照・二重盲検・並行群間比較・多施設（16ヵ国、136施設） 試験期間：2008年7月～2011年1月

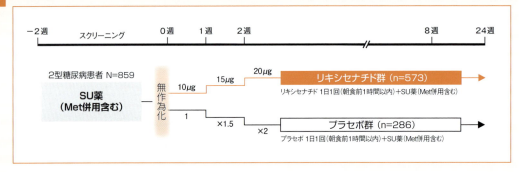

評価項目	一次評価項目：ベースライン（無作為割付時）から24週までのHbA1c値の変化量（modified ITT解析） 二次評価項目：24週時点（LOCF）でのHbA1c 7.0%未満/6.5%以下の達成率、空腹時血糖値、体重、標準試験食負荷後の食後2時間血糖値、血漿インスリン、プロインスリン、プロインスリン-インスリン比、Cペプチドの変化 安全性評価項目：有害事象、症候性または重度の低血糖の出現、各種臨床検査値（試験薬の投与を1回以上受けたすべての患者）

患者背景

●症例数　859例　　●追跡期間　24週間

Mean±SD

		リキシセナチド群（n=574）*	プラセボ群（n=285）*
年齢：歳		57.0±9.8	57.8±10.1
男性：n（%）		284（49.5）	150（52.6）
人種：n（%）	白人	297（51.7）	151（53.0）
	黒人	17（3.0）	9（3.2）
	アジア人	260（45.3）	125（43.9）
糖尿病罹病期間：年		9.1±6.0	9.8±6.2
体重：kg		82.6±21.9	84.5±22.8
BMI：kg/m²		30.1±6.6	30.4±6.6
HbA1c：%		8.3±0.9	8.2±0.8
空腹時血糖値：mg/dL		174.2±39.6	167.4±43.2
食後2時間血糖値：mg/dL		299.3±73.9	298.2±66.7
2時間血糖値変動：mg/dL		124.9±72.1	126.8±59.5
SU薬 Glim/Glyb/Glic/Glip/他による治療：%		41/33/18/8/<1	45/32/13/9/<1
SU薬による治療期間：年		5.2±4.4	5.3±4.2
Met併用/非併用：%		85/15	84/16

Glim: glimepiride, Glyb: glyburide, Glic: gliclazide, Glip: glipizide

＊割付数はリキシセナチド群573例、プラセボ群は286例であったが、561日中543日の間、プラセボ群の1例にリキシセナチドが投与されていたため数値が異なる（統計学的にみて結果に影響はない）。

結果

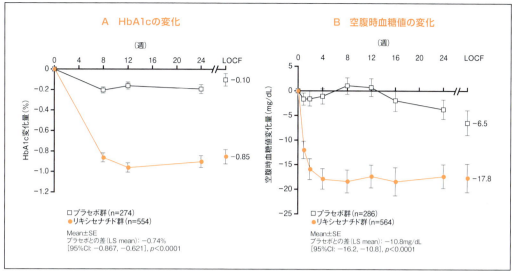

図1　HbA1cと空腹時血糖値の変化

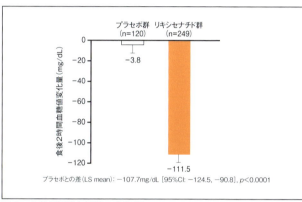

図2　食後2時間血糖値の変化量

有効性

①リキシセナチドの投与により、24週間にわたって血糖コントロールが有意に改善（図1）

SU薬（Met併用含む）投与中の患者に対する1日1回のリキシセナチド追加投与により、HbA1cが有意に改善し、空腹値血糖時も改善が認められた。またその降下は24週間持続した。

②HbA1c 7.0％未満または6.5％以下の達成率は、リキシセナチド群で有意に高かった

HbA1c 7.0％未満を達成したのはリキシセナチド群36.4％、プラセボ群13.5％、6.5％以下を達成したのは同19.3％と4.7％であった（両者とも$p<0.0001$）。

③リキシセナチド投与群では、食後高血糖の抑制作用が認められた

リキシセナチド投与により食後2時間血糖値が有意に改善した（図2）。また、食後2時間後時点のグルカゴン、インスリン、プロインスリン、Cペプチドレベルもリキシセナチド群で低下し、その効果は24週間継続していた。

④リキシセナチド投与による体重減少が確認された

ベースラインから24週の間で体重が5％以上減少していた患者の割合は、リキシセナチド群で14.4％、プラセボ群で7.2％であった。

安全性　リキシセナチド群で68.3%、プラセボ群で61.1%の有害事象が生じ、重篤な有害事象の割合は、それぞれ3.5%と5.6%であった。リキシセナチド群で最も多かったのは消化器症状（ほとんどが悪心）で、嘔吐の頻度も含めて投与開始から1ヵ月間に多く、それ以降は減少した。有害事象により治療を中止した患者は、リキシセナチド群9.8%、プラセボ群4.9%で、リキシセナチドの中止理由で多かったのは悪心（3.8%）である。リキシセナチド群4.5%（n=26）、プラセボ群1.8%（n=5）に注射部位反応を認め3例が治療を中止したが、リキシセナチドとの関連性が確認されたのはアレルギー反応の1例であった。重篤な低血糖はリキシセナチド群で1例、症候性低血糖はリキシセナチド群15.3%、プラセボ群12.3%に生じ、頻度には統計学的な有意差はなかった。患者1人当たりの低血糖イベントの平均件数も同等であった。

CONCLUSIONS

SU薬（Met併用含む）治療中患者に対するリキシセナチド20μg1日1回の追加投与は、低血糖リスクを上昇させることなく、24週にわたって血糖コントロールを有意に改善し、体重に対してもベネフィットを有することが確認された。さらに本試験では食後のグルカゴン、インスリン、プロインスリン、C-ペプチドの分泌量低下と食後血糖値の改善が認められているが、この現象は胃内容排出の遅延作用によって生じることを、Lorenzら（2013年）が報告している。

本試験の対象患者の84%はSU薬とMetの併用でも血糖コントロールが十分でなかったことから、比較的糖尿病が進行した状態であると推測される。このような患者の次の選択薬としては基礎インスリンが考えられるが、空腹時血糖をターゲットとしたこれらの薬剤への追加薬として、食後高血糖抑制効果にも優れたリキシセナチドは、選択肢となり得る。

低血糖については、有意にそのリスクを上昇させないことが統計学的に示されたものの、重篤な低血糖がリキシセナチドで1例認められたことから、リスクは「ゼロではない」ことを忘れてはならない。従来どおりハイリスク患者にはSU薬の減量などを考慮しながら慎重に投与すべきである。

GetGoal-L Asia

基礎インスリン（SU薬併用含む）使用アジア人患者・リキシセナチド追加投与・プラセボ対照試験

Seino Y, et al. Randomized, double-blind, placebo-controlled trial of the once-daily GLP-1 receptor agonist lixisenatide in Asian patients with type 2 diabetes insufficiently controlled on basal insulin with or without a sulfonylurea (GetGoal-L-Asia). Diabetes Obes Metab 2012; 14(10): 910-7.

目的：基礎インスリン単独またはSU薬との併用でコントロール不十分なアジア人2型糖尿病患者における、リキシセナチド20μg 1日1回追加投与の有効性および安全性の評価

対象患者：安定量の基礎インスリン（SU薬併用含む）を3ヵ月以上投与中の25～81歳の2型糖尿病患者（罹病期間1年以上、HbA1c 7.0～10.0%）

〔除外基準：スクリーニング前3ヵ月以内にSU薬または基礎インスリン以外の血糖降下薬（経口・注射）の使用歴。スクリーニング時の空腹時血糖値250mg/dL超。原因不明の膵炎、慢性膵炎、膵切除術、胃手術、炎症性腸疾患の既往歴。スクリーニング前1年以内に代謝性アシドーシスの既往歴。過去6ヵ月間の入院を要する心筋梗塞や脳卒中、心不全の既往歴、薬物もしくはアルコール乱用の既往。スクリーニング時に収縮期血圧180mmHg超または拡張期血圧95mmHg超のコントロール不十分な高血圧。アミラーゼ／リパーゼが正常値上限の3倍より高値、AST・ALT・ALPが正常値上限の2倍より高値、末期腎疾患または透析。臨床的に重要な消化器疾患の既往、過去6ヵ月間に長期的な悪心および嘔吐〕

試験デザイン：無作為割付・プラセボ対照・二重盲検・並行群間比較・多施設（4ヵ国、57施設）
試験期間：2009年3月～2010年6月

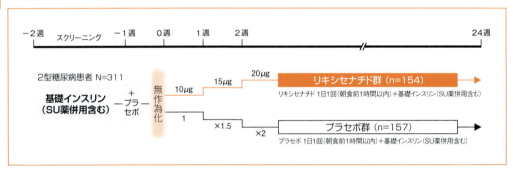

評価項目：
一次評価項目：ベースライン（無作為割付時）から24週（LOCF）までのHbA1c値の変化量（modified ITT解析）
二次評価項目：24週時点（LOCF）でのHbA1c 7.0%未満/6.5%以下の達成率、空腹時血糖値、標準試験食負荷後の食後2時間血糖値、血糖変動（食後2時間値−空腹時）、7点SMPG、体重、インスリン投与量、レスキュー治療を要した患者の割合、安全性および忍容性
安全性評価項目：有害事象、症候性低血糖、重度症候性低血糖、注射部位の局所忍容性、アレルギー反応、膵炎の疑いおよび重要な心血管イベント、バイタルサイン、各種臨床検査

患者背景：●症例数 311例 ●追跡期間 24週間

Mean±SD

		リキシセナチド群 (n=154)	プラセボ群 (n=157)
年齢：歳		58.7±10.2	58.0±10.1
男性：n (%)		69 (44.8)	80 (51.0)
民族：n (%)	日本	72 (46.8)	87 (55.4)
	韓国	67 (43.5)	56 (35.7)
	フィリピン	13 (8.4)	5 (3.2)
	台湾	2 (1.3)	9 (5.7)
糖尿病罹病期間：年		13.7±7.7	14.1±7.7
HbA1c：%		8.5±0.7	8.5±0.8
HbA1c＜8.0%：n (%)		35 (22.7)	36 (22.9)
HbA1c≧8.0%：n (%)		119 (77.3)	121 (77.1)

	リキシセナチド群 (n=154)	プラセボ群 (n=157)
空腹時血糖値：mg/dL	138.2±41.8	139.6±40.5
食後2時間血糖値：mg/dL	320.9±60.5	319.8±71.0
2時間血糖値変動：mg/dL	175.1±58.9	174.8±75.5
7点SMPG：mg/dL	208.7±45.2	205.8±44.3
体重：kg	65.93±13.00	65.60±12.47
BMI：kg/m²	25.4±3.7	25.2±3.9

→ 次ページにつづく

患者背景つづき →

●スクリーニング時の薬剤使用

		リキシセナチド群(n=154)	プラセボ群(n=157)
SU薬	あり/なし：n (%)	108 (70.1) / 46 (22.9)	111 (70.7) / 46 (29.3)
	投与期間：年	5.33±4.83	6.80±5.24
インスリン	基礎インスリン投与期間：年	2.94±3.67	3.01±4.27
	1日総投与量：単位	24.9±14.0	24.1±14.2
	グラルギン〔n=187 (60%)〕	25.1±13.4	23.8±12.3
	デテミル〔n=83 (27%)〕	19.9±8.7	21.2±14.3
	NPHインスリン〔n=39 (13%)〕*	35.0±20.5	28.8±18.2
	混合製剤〔n=2 (<1%)〕†	0	48.0±25.5

＊NPH：イソフェンインスリン、インスリンヒト注射薬イソフェンを含む
†Premix：治験実施計画書からの逸脱。インスリン混合製剤にはNovomixを含む

結果

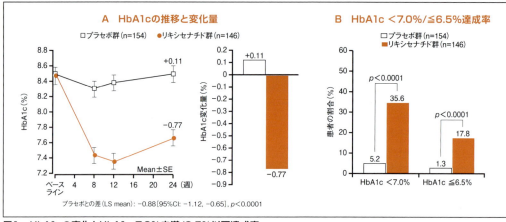

図1　HbA1cの変化とHbA1c 7.0%未満/6.5%以下達成率

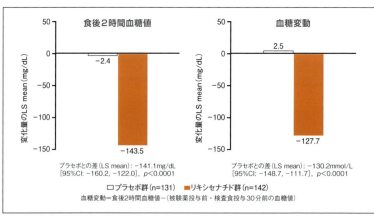

図2　食後血糖パラメータの変化

有効性

①リキシセナチドの追加投与によりHbA1cが有意に改善し、24週間低値を維持した（図1A）

リキシセナチド群ではすでに投与開始8週時にHbA1c値が低下しており、試験期間全体を通して低値が維持された。

②HbA1c 7.0%未満または6.5%以下の達成率はリキシセナチド群で有意に高かった（図1B）

24週時点でのHbA1c 7.0%未満を達成したのはリキシセナチド群35.6%、プラセボ群5.2%、6.5%以下を達成したのは同17.8%と1.3%であった。

③リキシセナチドの投与により、食後2時間血糖値および食後血糖変動が有意に改善（図2）

24週時点で被験薬投与の30分後に標準検査食を摂取させ、食前と食後2時間血糖値を測定したところ、食後2時間血糖値および食後血糖変動ともにリキシセナチド群で有意に低下した。

④リキシセナチドの投与により、血糖コントロールが有意に改善し、インスリン投与量も減少

平均7点SMPG（リキシセナチド群：－34.4±4.9mg/dL、プラセボ群：－10.1±4.9mg/dL、p＜0.0001）、平均空腹時血糖値（リキシセナチド群：－7.6±5.6mg/dL、プラセボ群：4.5±5.4mg/dL、p=0.0187）、基礎インスリンの平均1日投与量（リキシセナチド群：－1.39±0.46U、プラセボ群：－0.11±0.44U、p=0.0019）の変化は有意差を持ってリキシセナチド群で改善した。

⑤体重の変化には有意差なし

体重の変化は平均して少なく、リキシセナチド投与による減少傾向が認められたものの、プラセボ群との間に統計学的な有意差は認められなかった。

安全性

全体として有害事象の発現率はプラセボ群よりもリキシセナチド群のほうが高く、その多くは消化器系の事象および低血糖イベントであった。消化器系有害事象の多くは一過性に生じる軽度～中等度の悪心・嘔吐等で、自然に消失するものであった。しかしながら悪心の頻度をみると、アジア人被験者で構成された今回の試験の結果（39.6%）が、過去の国際試験（単独投与またはMetへの追加投与）の22～25%よりもやや多いことに注意が必要である。症候性低血糖がプラセボ群で37例23.6%であったのに対しリキシセナチド群で66例42.9%と多いのは、70%と高いSU薬使用率が影響している可能性がある。基礎インスリン併用者における低血糖発現率はプラセボ群の値に近かった（32.6% vs. 28.3%）ことを考えると、罹病歴が長くてもSU薬と併用する場合は低血糖に対する十分な注意が必要であろう。

重篤な有害事象の発現頻度はリキシセナチド群が10例（6.5%）、プラセボ群が9例（5.7%）と同程度であった。リキシセナチド群の2例に非致死性の脳梗塞が生じ、両患者とも治療を中止した。本試験中に膵炎は報告されなかったが、リキシセナチド群の1例に正常値上限の3倍を下回るリパーゼ上昇、プラセボ群の1例に正常値上限の3倍以上のリパーゼ上昇を伴う膵酵素上昇が認められた。各群2例に注射部位反応が見られ、リキシセナチド群5例、プラセボ群2例にアレルギー反応の可能性を示唆する事象が認められた。このうち1例の蕁麻疹がリキシセナチドのアレルギー反応と判定された。

CONCLUSIONS

インスリン療法にGLP-1受容体作動薬を追加した前向き無作為化対照試験は多くはなく、さらにアジア系人種に関するデータはいまだ十分とはいえない。
本試験の対象患者は、糖尿病罹病期間が長く（リキシセナチド群13.7年、プラセボ群14.1年）、比較的病態が進行した段階であるといえる。そのようなバックグラウンドを有するアジア人2型糖尿病患者の基礎インスリン（SU薬との併用を含む）への追加治療として、リキシセナチドの有効性と安全性を検証したのが本試験である。結果、HbA1c値の改善度は、薬物療法治療歴のない患者に対するリキシセナチド1日1回単独投与（p.43）、あるいは白人患者におけるMet追加投与[a]の効果を検討した試験と遜色のない成績を示し、同様に食後血糖コントロールに対する著明な効果が得られた。また、本試験の完了率はリキシセナチド群86.4%（プラセボ群91.7%）と良好な忍容性も確認された。

a) Ratner RE, et al. Diabet Med 2010; 27: 1024-32.

GetGoal-L

基礎インスリン（Met併用含む）使用患者・リキシセナチド追加投与、プラセボ対照試験

Riddle MC, et al. Adding once-daily lixisenatide for type 2 diabetes inadequately controlled by established basal insulin: a 24-week, randomized, placebo-controlled comparison (GetGoal-L). Diabetes Care 2013; 36(9): 2489-96.

目的	基礎インスリン単独あるいはMetとの併用で血糖コントロールが不十分な2型糖尿病患者における、リキシセナチド20μg 1日1回追加投与の有効性および安全性の評価
対象患者	3ヵ月以上の基礎インスリン治療を受けており、スクリーニング時までに30単位/日が2ヵ月以上安定して投与（±20％）されている2型糖尿病患者（罹病期間1年以上、HbA1c 7.0～10.0％） Met併用者は3ヵ月以上前から1,500mg/日（韓国では1,000mg/日）以上の安定量を投与中の患者 （除外基準：空腹時血糖値＞250mg/dL。BMI≦20.0kg/m²、スクリーニング前3ヵ月間の体重変化が＞5.0kg。原因不明の膵炎、末期腎疾患、GLP-1受容体作動薬に対するアレルギー症状の既往。妊婦）
試験デザイン	無作為割付・プラセボ対照・二重盲検・並行群間比較・多施設（15ヵ国、111施設） 試験期間：2008年7月～2011年2月

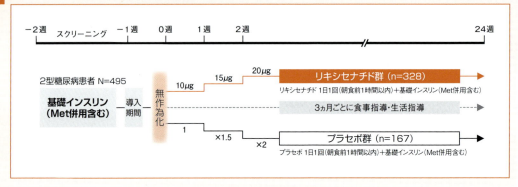

評価項目	一次評価項目：ベースライン（無作為割付時）から24週（LOCF）までのHbA1c値の変化量（modified ITT解析） 二次評価項目：24週（LOCF）時点でのHbA1c 7.0％未満/6.5％以下の達成率、空腹時血糖値、体重、7点SMPG、標準食摂取1時間後の血糖値と血糖変動（食後2時間血糖値－空腹時）、血糖変動のベースラインからの変化、基礎インスリン投与量、レスキュー治療を要した患者の割合 安全性評価項目：有害事象、症候性低血糖、各種臨床検査

患者背景

●症例数 495例　　●追跡期間 24週

Mean±SD

		リキシセナチド群 (n=328)	プラセボ群 (n=167)
年齢：歳		57±10	57±10
最低年齢/最高年齢		34/80	29/81
男性：n（％）		146(45)	82(49)
人種：n（％）	白人	254(77)	130(78)
	黒人	14(4)	6(4)
	アジア人	53(16)	30(18)
	その他	7(2)	1(1)
民族：n（％）	ヒスパニック	94(29)	40(24)
	非ヒスパニック	234(71)	127(76)
糖尿病罹患年数：年		12.5±7.0	12.4±6.3
体重：kg		87.1±20.0	88.9±20.8

		リキシセナチド群 (n=328)	プラセボ群 (n=167)
BMI：kg/m²		31.9±6.2	32.6±6.3
BMIの内訳：n（％）	＜30kg/m²	137(42)	61(37)
	≧30kg/m²	191(58)	106(63)
インスリン治療年数：年		3.2±4.0	3.1±3.4
インスリン治療：n（％）	グラルギン	165(50)	83(50)
	デテミル	24(7)	19(11)
	NPH	134(41)	64(38)
	混合製剤†	5(2)	3(2)
インスリン投与量：単位/日		54±34	58±35
Met使用：あり/なし		80/20	78/22
Met投与量：mg/日		1,961±459	2,008±442

†プロトコル以外の基礎インスリンの使用

結果

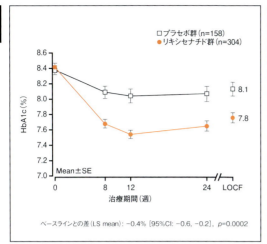

図1　HbA1cの変化

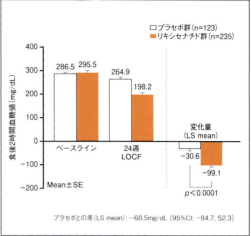

図2　食後2時間血糖値の変化

有効性

①リキシセナチド追加投与によりHbA1cが有意に改善（図1）

リキシセナチドの追加投与により、24週後のHbA1c値はベースラインの8.4%から7.8%へと低下し、プラセボ群の低下量よりも有意に大きかった。

②HbA1c 7.0%未満または6.5%以下の達成率はリキシセナチド群で高かった

24週後時点でのHbA1c 7.0%未満達成率はリキシセナチド群28.3%、プラセボ群12.0%（p<0.0001）で、6.5%以下達成率は14.5% vs.3.8%（p=0.0003）とリキシセナチド群で有意に高かった。

③食後2時間血糖値はリキシセナチド群で有意に低下（図2）

標準食摂取2時間後血糖値のベースラインからの変化量は、リキシセナチド群−99.1mg/dL、プラセボ群−30.6mg/dLで、リキシセナチド群の変化量が有意に大きかった。

④1日の血糖プロファイルが改善

7点SMPGの平均値は、1日を通じてリキシセナチド群でプラセボ群よりも低く推移した。プラセボとの差（LS mean）が最も大きかったのは食後2時間値（−43mg/dL）時点であり、最も小さかったのは朝食前（−5mg/dL）であった。

⑤リキシセナチド投与群で1.8kgの体重減少

24週の間に体重がリキシセナチド投与群で1.8kg、プラセボ群で0.5kg減少した（p<0.0001）。

安全性

レスキュー治療（短時間作用型インスリンの使用または基礎インスリンを20%以上増量）がリキシセナチド群で19例（6%）、プラセボ群で12例（7%）に必要だった。血糖値60mg/dL未満の症候性低血糖は、リキシセナチド群の26.5%、プラセボ群の21.0%にみられ、ほとんどの事象が治療開始から1週間の日中に生じていた。リキシセナチド群の4例が重大な低血糖イベントを1回ずつ経験したが、うち2例は食事未摂取または食事時間が遅れたことによるものと考えられた。

全体として、リキシセナチド群では73.5%、プラセボ群では68.3%の患者が有害事象を1回以上経験し、このうちリキシセナチド群7.6%、プラセボ群4.8%が治療を中止した。リキシセナチド群で最も多かった症状は消化器系症状で、主に悪心もしくは嘔吐であった。両群とも悪心のほとんどは試験開始から

2ヵ月間に生じた。注射部位反応が生じて、治療を中止した患者はいなかったが、アレルギー反応と判定された事象はリキシセナチド群1.5％、プラセボ群1.8％に認められた。参加者のおよそ70％が24週時点で抗リキシセナチド抗体陽性であったが、うち70％は定量限界以下のレベルで、HbA1cの低下量や有害事象に抗体陰性患者との間で大きな違いは認められなかった。

CONCLUSIONS

本試験は、基礎インスリン（Met併用含む）を用いてもベースラインのHbA1cが8.4％と比較的血糖コントロールの改善が困難と予想される集団に対して、インスリン量を一定レベルに維持した状態でのリキシセナチド追加投与の効果を検討したものである。そのような状況下でHbA1c、血糖プロファイル―特に食後高血糖の改善や体重減少、低血糖の発現に対して良好な結果がもたらされたことは、同様の背景を有する患者の血糖コントロール改善において、リキシセナチドが短時間作用型インスリン、その他の薬剤に代わる治療手段となることを示唆するものといえる。

一方、本試験では低血糖予防とリキシセナチド自体の効果を調査するために、使用中のインスリンのタイプや投与のタイミング・用量をできるだけ変えないようにデザインされており、基礎インスリンとリキシセナチドの併用で発揮し得る最大の効果は検討できていない。結果としてHbA1c 7.0％未満または6.5％以下の目標達成率はプラセボより優れるものの決して高くはなく、3分の2以上の患者が目標を達成できなかった。リキシセナチドと併用した状態で基礎インスリン用量を調整することで、HbA1c 7.0％未満の達成率はより向上するものと考えられる。

GetGoal-DUO 1

インスリングラルギン+ Met（TZD併用含む）使用患者・リキシセナチド追加投与・プラセボ対照試験

Riddle MC, et al. Adding once-daily lixisenatide for type 2 diabetes inadequately controlled with newly initiated and continuously titrated basal insulin glargine: a 24-week, randomized, placebo-controlled study (GetGoal-Duo 1). Diabetes Care 2013; 36(9): 2497-503.

目的
経口血糖降下薬（OHA）治療が無効な罹病期間1年以上の2型糖尿病患者で、インスリングラルギン（以下グラルギン）を開始してもHbA1cが高値を示す患者における、リキシセナチド20μg 1日1回追加投与の有効性および安全性の評価

対象患者
安定量（1,500mg/日以上）のMet（SU薬、グリニド系薬、チアゾリジン系薬（TZD）併用含む）を3ヵ月以上、かつグラルギンを投与中の成人2型糖尿病患者（罹病期間1年以上、BMIが20kg/m²超、HbA1c 7.0～10.0％）

（除外基準：3ヵ月以内にMet、SU薬、グリニド系薬、TZD以外の血糖降下薬（経口・注射）の使用。抗肥満薬の使用（安定量を3ヵ月以上投与している場合を除く）。無自覚性低血糖の既往、持続的な悪心および嘔吐を伴う消化器疾患の既往。グラルギンに対する過敏症またはGLP-1受容体作動薬に対するアレルギー反応）

試験デザイン
無作為割付・プラセボ対照・二重盲検・並行群間比較・多施設（26ヵ国、140施設）
試験期間：2009年10月～2011年8月

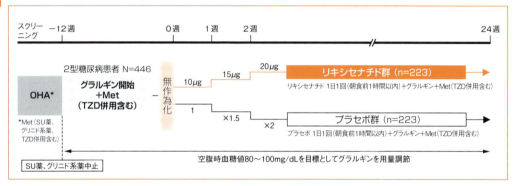

評価項目
一次評価項目：ベースライン（無作為割付時）から24週（LOCF）までのHbA1c値の絶対変化量（modified ITT解析）
二次評価項目：24週（LOCF）時点での食後2時間血糖値および血糖変動、7点SMPG、空腹時血糖値、体重、1日の平均グラルギン投与量
安全性評価項目：症候性低血糖、重度症候性低血糖、注射部位反応、アレルギー事象、臨床検査値（標準的なものに加え、アミラーゼ、リパーゼ、カルシトニン、血漿中リポ蛋白、アルブミン／クレアチニン比）

患者背景
●症例数　446例　●追跡期間　24週間

Mean±SD

			グラルギン+Met（TZD併用含む）	
			リキシセナチド群 (n=223)	プラセボ群 (n=223)
年齢：歳			56±10	56±10
最低年齢/最高年齢：歳			33/80	25/81
男性：n（％）			109（49）	109（49）
人種：n（％）		白人	165（74）	167（75）
		黒人	9（4）	11（5）
		アジア人	44（20）	43（19）
		その他	5（2）	2（1）
民族：n（％）		ヒスパニック	52（23）	49（22）
		非ヒスパニック	171（77）	174（78）

		グラルギン+Met（TZD併用含む）	
		リキシセナチド群 (n=223)	プラセボ群 (n=223)
糖尿病罹患期間：年		9.6±6.0	8.7±5.8
体重：kg		87.3±21.8	86.8±20.4
BMI：kg/m²		32.0±6.6	31.7±6.0
BMIの内訳：n（％）	<30kg/m²	103（46.2）	103（46.2）
	≧30kg/m²	120（53.8）	120（53.8）
Met 1日投与量：mg/日		2,039±405	2,058±431
TZD投与あり：n（％）		27（12）	27（12）

→ 次ページにつづく

患者背景つづき →

●ベースラインの血糖関連指標   Mean±SD

	グラルギン＋Met（TZD併用含む）	
	リキシセナチド群（n=223）	プラセボ群（n=223）
HbA1c：%	7.6±0.5	7.6±0.5
空腹時血糖値：mg/dL	118.9±30.6	120.7±36.0
食後2時間血糖値：mg/dL	248.7±68.5	232.4±68.5
食後血糖変動：mg/dL	115.3±75.7	115.3±64.9
7点SMPG平均値：mg/dL	147.7±27.0	149.0±27.0

結果

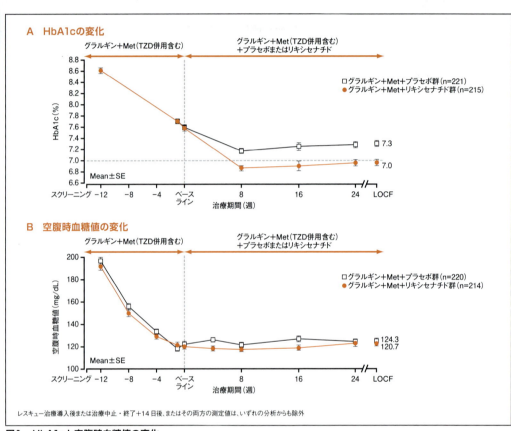

図1　HbA1cと空腹時血糖値の変化

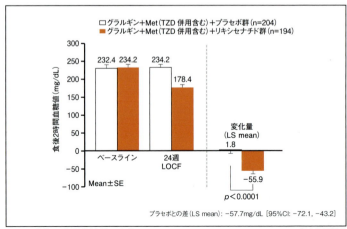

図2　食後2時間血糖値の変化　　　　　　　　　　　　　〔Tab.2より作図〕

有効性

①グラルギンで調整後にリキシセナチドを追加することで、さらにHbA1cが改善（図1A）

スクリーニング時に8.6%だった平均HbA1c値は、導入期にグラルギンを追加することで7.6%に低下し、さらにリキシセナチドの追加投与によって24週後には7.0%へと低下した。両群のベースラインからの変化量(LS mean)の差は−0.3%［95%CI：−0.5, −0.2］で有意な差を認めた（p＜0.0001）。

②空腹時血糖値は有意な変化を認めず（図1B）

グラルギンで調整後の空腹時血糖値はリキシセナチド群118.9mg/dL、プラセボ群120.7mg/dL、24週後の値はそれぞれ120.7mg/dL、124.3mg/dLと変化を認めず、群間でも差はみられなかった。

③血糖プロファイルが改善し、朝食後血糖の改善効果が最大

7点SMPGの平均値はベースライン時でリキシセナチド群147.7mg/dL、プラセボ群149.6mg/dLだったものが24週後にはそれぞれ140.5mg/dL、147.7mg/dLとなり、両群の差(LS mean)は−7.2mg/dL［95%CI：−12.6, −1.8］と、有意にリキシセナチド群で優れていた（p=0.0071）。なかでも朝食後血糖変動値の変化量(LS mean)の差は、プラセボ群と比べ−57.7mg/dLと有意であった（図2）。

④体重はわずかに増加

無作為割付後、プラセボ群では1.2kg、リキシセナチド群では0.3kg、体重が増加した。両群の差(LS mean)は−0.9kgで、リキシセナチド群で統計学的に有意であった（p=0.0012）。

⑤インスリンの1日投与量は両群でやや増加

導入期（12週）における用量調節の後、ベースライン時のインスリンの平均1日量は、リキシセナチド群43.4単位(SD: 18.9)、プラセボ群44.2単位(SD: 19.9)であった。無作為割付後は両群ともに増加し、変化量(LS mean)はリキシセナチド群＋3.1単位、プラセボ群＋5.3単位で有意な差は認めなかった（p＜0.03）。

安全性

有害事象発現例の割合はプラセボ群よりもリキシセナチド群のほうが高く（68.2%、79.8%）、その差は消化器系事象に由来していた。リキシセナチド群7.6%、プラセボ群4.5%に重篤な有害事象が認められた。リキシセナチド群2例（0.9%、いずれも蕁麻疹）とプラセボ群1例（0.4%、皮膚炎）に試験治療に関係する可能性のあるアレルギー反応が認められ、リキシセナチド群15例(6.7%)、プラセボ群5例(2.2%)に発生した注射部位反応のため、リキシセナチド群の2例は治療を中止した。

無作為化後の試験期間中に生じた症候性低血糖（59.5mg/dL未満）の発現率は、リキシセナチド群20.2%、プラセボ群11.7%であった。確認された低血糖の年間発現率は、リキシセナチド群が0.80/患者・年、プラセボ群が0.44/患者・年である。リキシセナチド群における低血糖イベント発現率上昇は、主として投与量を段階的に増量した治療開始後最初の6週間に生じていた。

CONCLUSIONS

OHAが無効な患者に基礎インスリンを開始する治療戦略は多くの患者に有効だが、この戦略でも、40〜50％の患者はHbA1c 7.0％未満の目標を達成することができない。その原因の一つは食後血糖値が高い値にとどまっているためと考えられている[a]。本試験の適格者とされた患者の無作為割付時の平均空腹時血糖は118.9mg/dL、平均HbA1cは7.6％であり、空腹時血糖のさらなる改善も必要であったが、HbA1cの持続的な高値の重要な一因は、残存する食後高血糖にあると考えられた。従来、このような患者の次の選択肢は、食事時に超速効型インスリンを追加することであろう。ただし、それには、投与の指標となるSMPG検査を追加する必要があり、また、体重がさらに増加する可能性もある。今回の所見では、リキシセナチドを1日1回追加投与することで、速効型インスリンを1日1回追加投与する場合と同様の血糖コントロール改善が得られ、なおかつ追加の血糖測定は不要であり、体重に関してもわずかながら有益な効果がみられることが示唆された。

本研究で観察されたSMPGプロファイルからは朝食後の血糖値上昇が約50％抑制されたことが確認され、少ないながらも昼食後にも抑制効果が認められた。さらに標準食負荷試験の結果からも、著明な食後血糖値低下効果が確認された。

消化器系副作用や低血糖の発現には依然として注意が必要であるが、基礎インスリンを最近開始したものの目標HbA1c値が達成できない患者に対する治療強化の選択肢として、リキシセナチドを検討する価値はあるかもしれない。

[a] Raccah D, et al. Diabetes Metab Res Rev 2007; 23: 257-64.

GetGoal-X

Met使用患者・リキシセナチド追加投与・エキセナチドとの比較試験

Rosenstock J, et al. Efficacy and safety of lixisenatide once daily versus exenatide twice daily in type 2 diabetes inadequately controlled on metformin: a 24-week, randomized, open-label, active-controlled study (GetGoal-X). Diabetes Care 2013; 36(10): 2945-51.

目的　Metでコントロール不十分な2型糖尿病患者における、リキシセナチド20μg 1日1回投与とエキセナチド10μg 1日2回投与の有効性および安全性の評価

対象患者　Met（1,500mg/日以上）を投与中の21～84歳の2型糖尿病患者（HbA1c 7.0～10.0%）
（除外基準：スクリーニング前3ヵ月以内にMet以外の血糖降下薬（経口・注射）の使用。スクリーニング時の空腹時血糖値250mg/dL超。原因不明の膵炎、慢性膵炎、膵切除術、胃手術、炎症性腸疾患の既往歴。スクリーニング前1年以内に代謝性アシドーシスの既往。過去6ヵ月間に心筋梗塞や脳卒中、入院を要する心不全の既往。6ヵ月間に臨床的に重要な消化器疾患の既往）

試験デザイン　無作為割付・実薬対照・非盲検・並行群間比較・多施設（18ヵ国、122施設）、非劣性試験
試験期間：2008年6月～2010年11月

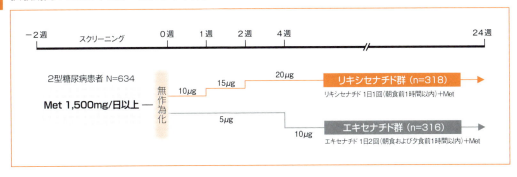

評価項目
一次評価項目：ベースライン（無作為割付時）から24週（LOCF）までのHbA1c値の絶対変化量（modified ITT解析）
二次評価項目：24週（LOCF）時点でのHbA1c値7.0%未満/6.5%以下の達成率、ベースラインから24週までの空腹時血糖および体重の変化
安全性評価項目：有害事象、症候性低血糖の出現、各種臨床検査データ

患者背景　●症例数　634例　●追跡期間　24週間

Mean±SD

	リキシセナチド群(n=318)	エキセナチド群(n=316)
年齢：歳	57.3±9.2	57.6±10.7
男性/女性：%	47.5/52.5	59.2/40.8
人種：n (%)　白人/黒人/アジア人	93.1/2.5/0.9	92.4/3.2/1.3
その他	3.5	3.2
糖尿病罹病期間：年	6.8±5.5	6.8±4.9
体重：kg	94.0±19.6	96.1±22.5
BMI：kg/m²	33.7±6.3	33.5±6.5
HbA1c：%	8.03±0.8	8.02±0.8
空腹時血糖：mg/dL	174.6±36.0	174.6±41.4
PAGI-QOL総スコア	0.59±0.7	0.56±0.7
Met投与量：mg/日	2,020±459	2,058±453

PAGI-QOL: Patient Assessment of Upper Gastrointestinal Disorders-Quality of Life（患者による上部消化管障害のQOL評価）

結果

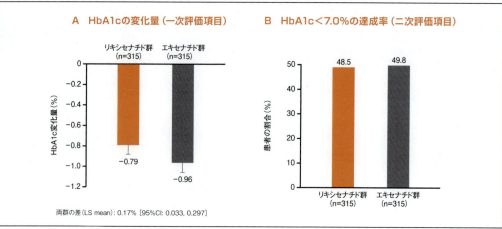

図1　24週後のHbA1c低下作用の比較　〔本文記載データより作図〕

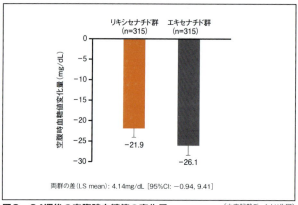

図2　24週後の空腹時血糖値の変化量　〔本文記載データより作図〕

有効性

①HbA1cの低下作用に関して、エキセナチド1日2回投与に対するリキシセナチド1日1回投与の非劣性が証明された（図1）

平均HbA1cはリキシセナチド群で7.97％から7.17％に、エキセナチド群では7.96％から7.01％に低下し、24週時点での両群の変化量（LS mean）の差は0.17％と、ほぼ同等の効果が認められた。また、HbA1c 7.0％未満の達成率も両群同等であった。

②空腹時血糖値低下幅は両群で同程度（図2）

平均空腹時血糖値はリキシセナチド群で174.6mg/dLから151.2mg/dLに、エキセナチド群は174.4mg/dLから147.6mg/dLに低下し、24週時点での両群の変化量（LS mean）の差は4.14mg/dLであった。

③体重も両群で同程度に減少（図3）

24週時の体重変化量はリキシセナチド群で−2.96kg、エキセナチド群は−3.98kgで、両群の変化量（LS mean）の差は1.02kg（95％CI：0.456, 1.581）であった。

安全性および忍容性

試験治療期間中の有害事象の全般的発現率は、両群間に差を認めず、両群とも消化器系有害事象が最も多かった。消化器症状の発現率はリキシセナチド群で低い傾向、悪心はリキシセナチド群で有意に低かった（p＜0.05）。悪心の発現頻度が高かったのはリキシセナチド群では治療開始後3週間、エキセ

ナチド群では5週間で、そのほとんどは8週間で消失した。QOLに及ぼす消化器忍容性の影響を評価するPAGI-QOLの総スコアはリキシセナチド群ではベースライン0.66から24週目に0.49、エキセナチド群は0.56から0.50といずれも改善傾向を示し、群間差はなかった。

症候性低血糖の発生率はリキシセナチド群で有意に低く（p＜0.05）、発生頻度も少なかった。なお、両群とも試験薬に関連するアレルギー反応は認められなかった。

●有害事象　　Mean±SD

	リキシセナチド群(n=318)	エキセナチド群(n=316)
すべての有害事象：n (%)	221 (69.5)	228 (72.2)
重篤な有害事象：n (%)	9 (2.8)	7 (2.2)
死亡：n (%)	1 (0.3)	1 (0.3)
投与中止に至った有害事象：n (%)	33 (10.4)	41 (13.0)
胃腸障害（すべて）：n (%)	137 (43.1)	160 (50.6)
悪心：n (%)	78 (24.5)	111 (35.1)
嘔吐：n (%)	32 (10.1)	42 (13.3)
下痢：n (%)	33 (10.4)	42 (13.3)
症候性低血糖：n (%)	8 (2.5)、8件	25 (7.9)、48件
重度低血糖：n (%)	0	0

CONCLUSIONS

本試験では、Metで効果不十分な患者に対する追加治療薬として2種類の短時間作用型GLP-1受容体作動薬が直接比較され、投与24週後のHbA1c低下作用に関して、1日2回投与のエキセナチドに対する1日1回投与のリキシセナチドの非劣性が証明された。

24週後のHbA1cの低下作用はリキシセナチドでやや低かった。しかしながらHbA1c 7.0％未満の達成率は同等であり、症候性低血糖や消化器系有害事象が少ないことから治療脱落を抑制し得ること、さらに注射回数が1日1回であることも考え合わせると総合的なベネフィットを損なうものではないだろう。

短時間作用型GLP-1受容体作動薬には、胃内容排出速度を遅延させ、食後の血糖値上昇を抑える作用がある。Met単独療法で十分なコントロールが得られない患者に対しては、基礎にある病態生理や血糖変動の状況、患者のニーズや嗜好を考慮した一手を考慮すべきだが、その選択肢の一つとして、エキセナチドと同等の可能性がリキシセナチドにも明示されたといえる。

2型糖尿病患者を対象とした リキシセナチドとリラグルチドの薬力学的評価

Met 使用患者・リキシセナチド追加投与・リラグルチドとの比較試験

Kapitza C, et al. Pharmacodynamic characteristics of lixisenatide once daily versus liraglutide once daily in patients with type 2 diabetes insufficiently controlled on metformin. Diabetes Obes Metab 2013; 15(7): 642-9.

目的	Metでコントロール不十分な2型糖尿病患者における、リキシセナチド20μg 1日1回投与とリラグルチド1.8mg 1日1回投与の薬力学的評価
対象患者	安定量(1,500mg/日)のMetを投与中の37〜74歳の2型糖尿病患者(HbA1c 6.5〜9.0%) (除外基準:BMI 20kg/m² 以下または37kg/m² 以上、重篤な併存疾患または臨床検査値異常(ALTが正常上限の3倍以上、カルシトニンが20pg/mL 以上、アミラーゼ・リパーゼが正常上限の3倍以上)。臨床的に重要な消化器疾患の既往。スクリーニング前3ヵ月以内にMet以外の血糖降下薬(経口・注射)の使用。リキシセナチドまたはリラグルチド投与歴あり。Ccr. 60mL/分未満)
試験デザイン	無作為割付・実薬対照・非盲検・並行群間比較・多施設(ドイツの7施設) 試験期間:2010年8月〜2010年11月

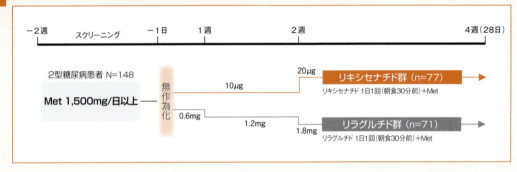

評価項目	一次評価項目:ベースライン(−1日)から28日(被験薬の最終投与)までの、朝の標準試験食摂取後血糖曝露量の変化(modified ITT解析) 二次評価項目:朝食(試験食)摂取4時間後の最大血糖値の変化(ベースラインから第28日まで)、血清インスリン、血清Cペプチド、血漿グルカゴン濃度のAUC$_{0:30-4:30h}$(食前値を含む6点測定プロファイル)、24時間血糖値(15点測定プロファイル)、平均HbA1c 安全性評価項目:症候性低血糖、全身性の有害事象および重篤な有害事象の報告、忍容性

患者背景	●症例数　148例　●追跡期間　28日(4週間)	

Mean±SD

	リキシセナチド群(n=77)	リラグルチド群(n=71)
年齢:歳	60.5±7.5	59.7±8.5
男性/女性:%	64/36	70/30
人種:白人/黒人:%	99/1	100/0
糖尿病罹病期間:年, 中央値[範囲]	6.7 [1.1-30.8]	6.7 [1.1-25.6]
体重:kg	91.2±15.3	92.9±16.6
BMI:kg/m²	31.2±3.9	31.3±4.1
HbA1c:%	7.20±0.63	7.41±0.81
Met投与期間:年, 中央値[範囲]	5.0 [0.3-16.6]	4.7 [0.3-16.8]

結果

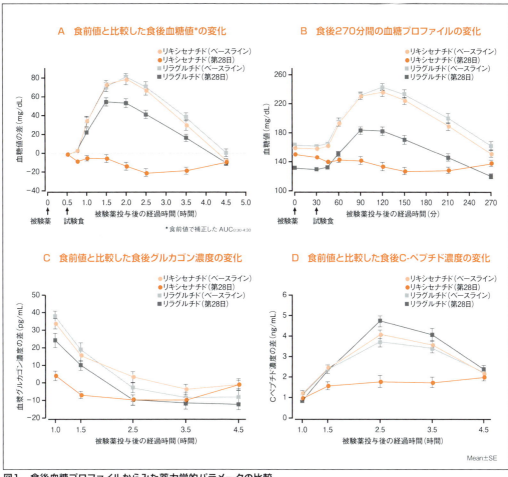

図1 食後血糖プロファイルからみた薬力学的パラメータの比較

薬力学的パラメータ

①食後血糖値低下作用は、リキシセナチド群が有意に大

28日後の食後血糖値の変化量は、リラグルチド群−72.8±10.3h・mg/dL、リキシセナチド群−227.2±9.9h・mg/dLで、リキシセナチド群で有意に大きかった（p＜0.0001）（図1A）。また、第28日の朝食（試験食）後2時間血糖値が140.5mg/dL※を下回った患者の割合は、リラグルチド群（29％）よりもリキシセナチド群（69％）で高かった。 ※AACE/ACEおよびIDFの推奨値

②両群とも28日後の血糖プロファイルを改善した

28日後の24時間血糖プロファイルをみると、ほぼ全般的に血糖値が低下し、食事によって上昇する最大血糖値も低下した。ベースライン時の両群の食後血糖プロファイルに差にはみられなかったが、28日後では、食後4時間（240分）後まではリキシセナチド群が、4.5時間（270分）以後および朝食前はリラグルチド群が低い値を示した（図1B）。

③食後グルカゴン値、Cペプチド、インスリンもリキシセナチド群ではより低下

ベースラインからの平均変化量でみると、食後グルカゴン値（図1C）はリラグルチド群−25.3h・pg/mL、リキシセナチド群−46.7h・pg/mL（差：−21.4h・pg/mL、p＜0.05）、Cペプチド（図1D）は1.1ng/mL、−5.0ng/mL（差：−4.4ng/mL、p＜0.0001）とリラグルチド群に対してリキシセナチド群が有意に低下。インスリンAUC$_{0:30\text{-}4:30h}$もリラグルチド群5.3μIU/mLに対しリキシセナチド群は−64.2μIU/mLと大

幅に低下した(差：-69.5μIU/mL、p＜0.0001)。

④試験終了時の空腹時血糖値は両群で低値となるも、リラグルチド群で有意に大

被験薬最終投与から24時間後(第29日)に測定した空腹時血糖値は両群ともに低い値を示し、低下度は-6.1mg/dLと-23.4mg/dLで、リラグルチド群で有意に大きかった(差：-17.3mg/dL、p＜0.0001)。

有害事象の全発現率は、リキシセナチド群58％、リラグルチド群73％、食欲減退を除外(体重減少に有益に働く可能性があるため)した有害事象はリキシセナチド群55％、リラグルチド群65％であった。この発現率の差は主として、リキシセナチド群で胃腸障害(36％ vs. 46％、特に下痢)、神経障害(16％ vs. 24％、主として頭痛とめまい)の発現率が低かったことによる。試験期間中、両群とも重篤な有害事象および低血糖症例の報告はなかった。

リキシセナチド群では被験薬最終投与から24時間後(第29日)に仰臥位で測定した心拍数がベースラインに比べて3.6拍/分少なく、リラグルチド群では逆に5.3拍/分増加していた。両群の差の平均は8.9拍/分[95％CI：-12.2、-5.6]と統計学的に有意であったが、追跡来院時(第35±2日)には、すべての値がベースラインの値に戻っていた。

●有害事象(安全性解析対象集団)　　　　　　　　　　　　　　　　　　　　　　　　　　　　　　　　　　Mean±SD

	リキシセナチド群(n=77)	リラグルチド群(n=71)
あらゆる有害事象(％)	45(58.4)	52(73.2)
あらゆる有害事象(食欲減退を除く)(％)	42(54.5)	46(64.8)
重篤な有害事象	0	0
死に至る有害事象	0	0
治療中止に至る有害事象(％)	2(2.6)	2(2.8)
あらゆる症候性低血糖*	0	0
胃腸障害(すべて)(％)	28(36.4)	33(46.5)
悪心(％)	17(22.1)	16(22.5)
消化不良(％)	6(7.8)	12(16.9)
下痢(％)	2(2.6)	11(15.5)
腹部膨満(％)	5(6.5)	9(12.7)
嘔吐(％)	8(10.4)	5(7.0)

*血糖値が59.5mg/dL未満あるいは炭水化物の経口摂取により速やかに回復する臨床症状を伴う事象

CONCLUSIONS

1日1回朝食前にリキシセナチドあるいはリラグルチドを投与することにより、28日間という短期間であってもHbA1cをはじめ血糖コントロールを有意に改善させることができた。特にリキシセナチドは食後のCペプチド、グルカゴンをより低下させ、特にリラグルチド群で変化の少なかったインスリン分泌も有意に低下させ、朝食時の試験食摂取後血糖値が大幅に低下した点は重要である。この背景には、リキシセナチドによるグルコース依存性インスリン分泌刺激作用の改善による食後血糖上昇抑制の機序があると考えられる。

朝食後の高血糖は、特にHbA1cが7〜8％の患者において顕著な基本的障害であることが示されている[a]。さらに血糖降下薬による治療に特に抵抗性が強いともいわれる[a],[b]ことから、朝食後の血糖変動は血糖降下治療の重要な標的である。本試験の結果から、特に著明な食後高血糖を有する患者においてはリキシセナチドは有用な選択肢となり得る上に、低血糖リスクを上昇させることなく、利益を得られる可能性があることが示された。

a) Monnier L, et al. Diabetes Care 2007; 30: 263-9.　b) Monnier L, et al. Diabetes Care 2002; 25: 737-41.

2型糖尿病患者における リキシセナチド投与タイミングの柔軟性

Met使用患者・リキシセナチド追加投与・投与タイミングの比較

Ahrén B, et al. Equal improvement in glycaemia with lixisenatide given before breakfast or the main meal of the day. J Diabetes Complications 2014; 28(5): 735-41.

目的：Metでコントロール不十分な2型糖尿病患者における、リキシセナチド追加投与のタイミング別にみた有効性および安全性の評価

対象患者：安定量(1,500mg/日以上)のMetを3ヵ月以上投与中の成人2型糖尿病患者(罹病期間1年以上、HbA1c 7.0〜10.0%)
〔除外基準：スクリーニング前3ヵ月以内にMet以外の血糖降下薬(経口・注射)の使用。スクリーニング時の空腹時血糖値250mg/dL超。原因不明の膵炎、慢性膵炎、膵切除術、胃手術、炎症性腸疾患の既往歴。スクリーニング前1年以内に代謝性アシドーシスの既往。過去6ヵ月間に心筋梗塞や脳卒中、入院を要する心不全の既往。6ヵ月間に臨床的に重要な消化器疾患の既往〕

試験デザイン：無作為割付・実薬対照・オープンラベル・並行群間比較・多施設(10ヵ国、82施設)・非劣性試験
試験期間：2012年2月〜2013年5月

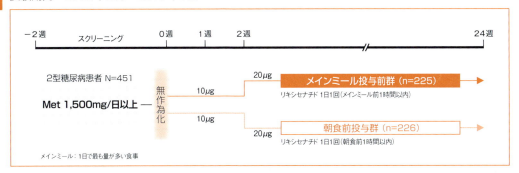

評価項目
一次評価項目：ベースライン(無作為割付時)から24週(LOCF)までのHbA1c値の変化量(modified ITT解析)
二次評価項目：24週(LOCF)時点でのHbA1c値7.0%未満/6.5%以下の達成率。ベースラインから24週までの体重、空腹時血糖値、7点SMPG、治療満足度の変化
安全性評価項目：有害事象、症候性低血糖、バイタルサイン、その他臨床検査値

患者背景
● 症例数　451例　● 追跡期間　24週間

Mean±SD

		メインミール前投与群(n=225)	朝食前投与群(n=226)
年齢：歳		56.3±10.6	57.5±9.7
男性/女性：%		44.9/55.1	42.9/57.1
人種：n(%)	白人	211(93.8)	211(93.4)
	黒人	4(1.8)	8(3.5)
	アジア人	10(4.4)	7(3.1)
	その他	0	0
糖尿病罹病期間：年		6.7±4.9	7.8±5.6
体重：kg		95.0±16.1	92.9±17.2
BMI：kg/m²		33.5±4.5	32.8±4.6
BMIの内訳：%	<30kg/m²	22.7	26.5
	≧30kg/m²	77.3	73.5
HbA1c：%		7.85±0.76	7.93±0.78
空腹時血糖値：mg/dL		165.8±36.0	167.6±36.0
Met投与量：mg/日		2,041±390	2,091±1,255
Met投与期間：年		4.8±4.1	5.6±4.6

結果

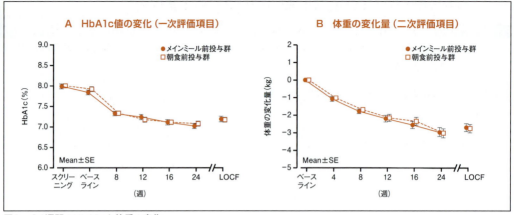

図1　24週間のHbA1cと体重の変化

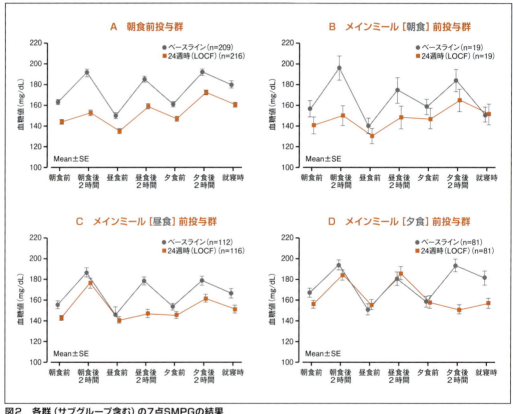

図2　各群（サブグループ含む）の7点SMPGの結果

有効性

①投与タイミングによってHbA1cの改善効果に差は認められなかった（図1A）

ベースライン時から24週までのHbA1cの変化量は、メインミール（1日で最も量が多い食事）前投与群−0.65％と朝食前投与群−0.74％で有意な差はなく、メインミール前投与群に対する朝食前投与群の非劣性が証明された。

②HbA1cの目標達成率も両群同程度であった

HbA1c 7.0％未満/6.5％以下の達成率は、メインミール前投与群で43.6％/22.5％、朝食前投与群42.8％/25.7％と同程度であった。

③空腹時血糖値ならびに体重は、両群で同程度の減少が認められた

空腹時血糖値の変化量（LS mean）はメインミール前投与群–6.3mg/dL、朝食前投与群–10.3mg/dLであった。体重の変化量（LS mean）は、メインミール前投与群で–2.60kg、朝食前投与群で–2.80kgであった（図1B）。

④リキシセナチド朝食前投与の血糖値低下作用は、朝食後から昼食後まで持続した（図2A）

7点SMPGの結果から、すべての群でリキシセナチド投与により24週時の朝食前血糖値（空腹時血糖値）の低下も認められた。また、ベースラインから24週時までの平均血糖値変化量（LS mean）は、メインミール前投与群で–14.4mg/dL、朝食前投与群で–19.8mg/dLであった。
メインミール前投与群では、リキシセナチドを投与した食事後の血糖値の低下が最も大きかったが、昼食前投与のサブグループでは夕食後の血糖値も低下させた。同様に、朝食前投与群は朝食後・昼食後の血糖値を抑制しており、半減期から予想されるよりも長時間にわたり薬力学作用を発揮していることが示唆された。

⑤治療満足度も同等

糖尿病治療満足度質問票（DTSQ）で患者の治療満足度を評価したところ、メインミール前投与群は3.01点、朝食前投与群は3.54点、変化量（LS mean）の差は–0.53点[95%CI: –1.609, 0.550]で、同等であった。

安全性

試験終了時点でメインミール前投与群と朝食前投与群のそれぞれ95.6%、96.5%の患者がリキシセナチド20μg 1日1回投与を受けており、ほとんどの患者が維持用量で良好な忍容性を示した。メインミール前投与群のほうが朝食前投与群よりも有害事象がわずかに少なく、重篤な有害事象、治療中止に至る有害事象が生じた患者は同程度に少なかった。両群とも悪心が最も頻繁に報告され、出現率はおよそ15%であった。メインミール前投与群の4例、朝食前投与群の3例が悪心・嘔吐のため投与を中止した。患者2例にアレルギー反応が生じたと報告されたが、リキシセナチド投与との関連性が推定されるものではなかった。症候性低血糖の出現率は両群とも低く、メインミール前投与群で5.8%、朝食前投与群で2.2%であった。

CONCLUSIONS

投与タイミングをフレキシブルに設定できることは、患者のコンプライアンスを高め、治療効果を向上させるための重要な特性である。実際、インスリンに関する研究では、注射のタイミングに柔軟性がないことがノンアドヒアランスの一つの理由であり[a]、柔軟な処方によってアドヒアランスが改善するというシステマティック・レビューも報告されている[b]。
本研究では、1日1回投与の注射薬であるリキシセナチドが、Met投与中の2型糖尿病患者において、投与タイミングに関係なくHbA1cを改善させることが明らかになった。さらに体重変化や忍容性、治療満足度についても投与タイミングによる大きな差はなく、重症低血糖の発現も認められなかったことから、患者は、目標血糖値を達成するため、自らが都合のよい投与タイミングを選択することができる。ただし、SMPGの結果からは、朝食前のリキシセナチド投与によって昼食後や夕食後の血糖上昇も抑制できることが示されており（図2）、3食すべての食後血糖を抑えるためには、従来どおり朝食後に投与する方法が有用であろう。

a) Peyrot M, et al. Diabetes, Obesity & Metabolism. 2012; 14: 1081-1087.　b) Davies et al. Diabetic Medicine. 2013; 30: 512-524.

インスリングラルギン投与患者に対するリキシセナチドまたはリラグルチド追加投与の影響

グラルギン（Met併用含む）・リキシセナチド追加投与・リラグリチドとの比較試験

Meier JJ, et al. Contrasting Effects of Lixisenatide and Liraglutide on Postprandial Glycemic Control, Gastric Emptying, and Safety Parameters in Patients With Type 2 Diabetes on Optimized Insulin Glargine With or Without Metformin: A Randomized, Open-Label Trial. Diabetes Care. 2015; 38(7): 1263-73.

目的：至適用量のグラルギン単独もしくはMetとの併用治療中の2型糖尿病患者における、リキシセナチド20μgまたはリラグリチド1.2mg/1.8mgの1日1回追加投与による血糖コントロール、胃内容排出遅延作用、安全性の評価

対象患者：グラルギン（Met併用含む）で至適化されている18〜75歳の2型糖尿病患者（7日間の平均自己測定血糖値126mg/dL以下、HbA1c 6.5〜9.5%）
〔除外基準：スクリーニング前3ヵ月以内にMet以外の血糖降下薬（経口・注射）の使用。スクリーニング時の空腹時血糖値250mg/dL超。原因不明の膵炎、慢性膵炎、膵切除術、胃手術、炎症性腸疾患の既往歴。スクリーニング前1年以内に代謝性アシドーシスの既往。過去6ヵ月間に心筋梗塞や脳卒中、入院を要する心不全の既往。過去6ヵ月間に臨床的に重要な消化器疾患の既往〕

試験デザイン：無作為割付・実薬対照・オープンラベル・並行群間比較・多施設（ドイツの8施設）
試験期間：2012年5月〜2013年7月

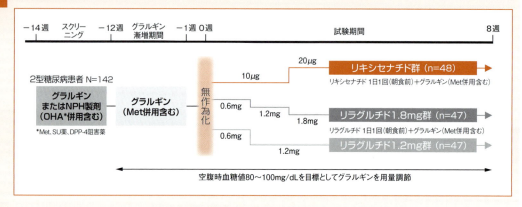

評価項目：
- 一次評価項目：ベースラインから第8週までの、標準朝食後4時間（試験薬投与30分〜4時間30分）の食後血糖曲線下面積（PPG-AUC$_{0:30-4:30h}$）の変化量（modified ITT解析）
- 二次評価項目：胃内容排出、グルカゴン・Cペプチド（AUC$_{0:30-5:30h}$）、HbA1c、空腹時血糖値、体重、心拍数、血圧 等
- 安全性評価項目：有害事象、症候性低血糖、重度症候性低血糖、膵炎の疑い、アミラーゼ、リパーゼ

患者背景：●症例数 142例　●追跡期間 8週間

Mean±SD または Median [最小値, 最大値]

	リキシセナチド20mg群 (N=48)	リラグルチド1.2mg群 (N=47)	リラグルチド1.8mg群 (N=47)
年齢：歳	61.6±7.4	61.4±7.9	62.6±9.4
男性：n (%)	33 (68.8)	39 (83.0)	33 (70.2)
人種：白人：%	48 (100.0)	46 (97.9)	47 (100.0)
2型糖尿病罹病期間：年, 中央値 [範囲]	11.4 [2.1, 32.4]	10.5 [3.9, 21.1]	12.5 [4.0, 31.6]
BMI：kg/m²	30.7±4.3	30.5±4.0	31.2±4.3
スクリーニング時*のHbA1c：%	7.8±0.7	7.8±0.8	7.9±0.8
喫煙者：n (%)	4 (8.3)	11 (23.4)	10 (21.3)
基礎インスリン治療歴：年, 中央値 [範囲]	2.0 [0.2, 21.7]	1.4 [0.2, 12.0]	1.8 [0.2, 16.7]
グラルギン（夕方）使用患者	39 (81.3)	43 (91.5)	41 (87.2)
スクリーニング時の基礎インスリン使用量：単位/日　NPH	32.1±18.9	23.0±8.4	24.6±7.8
スクリーニング時の基礎インスリン使用量：単位/日　グラルギン	26.9±10.3	29.7±13.9	31.9±14.7
スクリーニング時の経口血糖降下薬服用：n (%)　Met†	43 (89.6)	41 (87.2)	41 (87.2)
スクリーニング時の経口血糖降下薬服用：n (%)　Met+DPP-4阻害薬	9 (18.8)	9 (19.1)	5 (10.6)
スクリーニング時の経口血糖降下薬服用：n (%)　Met+SU薬	3 (6.3)	2 (4.3)	4 (8.5)

＊常温保管　†Met単独またはスクリーニング時に他の薬剤を併用

結果

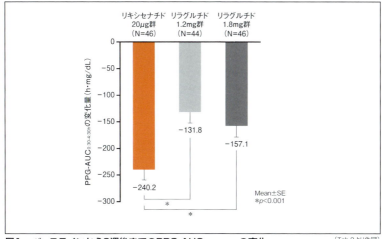

図1 ベースラインから8週後までのPPG-AUC$_{0:30-4:30h}$の変化

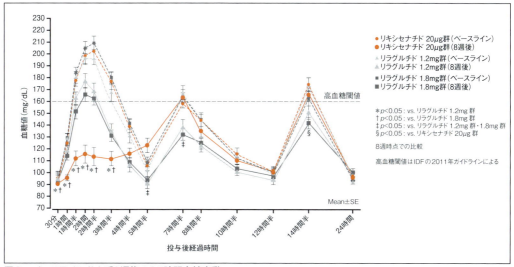

図2 ベースラインおよび8週後の24時間血糖変動

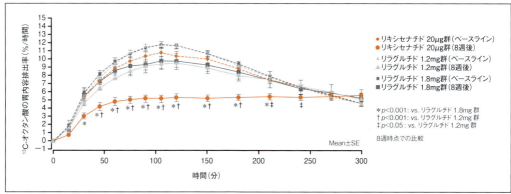

図3 呼気中に排出された^{13}Cの線量%

有効性

①リキシセナチドは朝食後の血糖変動を有意に改善した

両治療群で8週目の朝食後血糖値（PPG-AUC$_{0:30-4:30h}$）が有意に低下し（$p<0.001$ vs. ベースライン）、さらにリキシセナチド群は、リラグルチド1.2mg群および1.8mg群と比較して有意な改善を認めた（図1）。

また、8週時点における血糖値の推移を見ても、リキシセナチド投与群では投薬および朝食摂取後4時間半にわたり安定して低く保たれており（図2）、朝食後血糖が著明に抑制されることが示唆された。HbA1c値は全治療群でベースライン時から有意に低下し（全群 $p<0.001$）、試験終了時のHbA1cはリキシセナチド群 6.2％、リラグルチド1.2mg群と1.8mg群が6.1％であった。

②胃内容排出の有意な遅延が認められた

^{13}C-オクタン酸呼気試験により胃内容排出速度の変化を測定したところ、8週時点のリキシセナチド群の値はリラグルチド1.2mg群および1.8mg群より有意に低下し、排出遅延作用が示された（図3）。

③グルカゴンは全治療群同様、C-ペプチドは薬剤により異なる結果

グルカゴン-AUC$_{0:30-5:30h}$ は全治療群で同様に下降し、群間での有意差は認められなかった。Cペプチド$_{0:30-5:30h}$は、リラグルチド1.2mg群が12.3h/ng/mLから15.8h/ng/mL、1.8mg群が12.1h/ng/mLから14.6 h/ng/mLへと上昇したのに対し、リキシセナチド群は13.2h/ng/mLから9.1h/ng/mLへと低下し、有意な群間差を認めた（$p<0.001$）。

④体重は全治療群でベースラインから有意に減少

体重は全群でベースライン時から有意に低下した（リキシセナチド群およびリラグルチド1.2mg群：$p<0.05$、リラグルチド1.8mg群：$p<0.001$）が、群間での差は有意ではなかった。グラルギン使用量はリラグルチド1.8mg群で減少する傾向にあったが、群間での有意差は認められなかった。

⑤心拍数はベースラインから有意に増加、血圧は薬剤により多少異なるものの大きな変化なし

心拍数は全群でベースラインから有意に増加した（LS mean：リキシセナチド群 3.3拍/分、リラグルチド1.2mg群 9.3拍/分、リラグルチド1.8mg群 9.2拍/分）。8週後における24時間の拡張期血圧はリラグルチド2群でわずかに上昇、収縮期血圧はリラグルチド1.8mg群でわずかに低下したものの、おおむね安定していた。

安全性　2つの薬剤群の安全性プロファイルは異なっており、症候性低血糖はリキシセナチド群で多く、消化器関連有害事象はリラグルチド群で多かった。第8週時点で平均リパーゼレベルの上昇が両群ともに認められた。

CONCLUSIONS

リキシセナチドは1日1回朝食前投与の短時間作用型、リラグルチドは1日1回（朝または夕）投与※の長時間作用型GLP-1受容体作動薬である。本試験の結果から、至適化されたグラルギンで治療中の2型糖尿病患者において、リキシセナチドならびにリラグルチドの追加投与はさらに血糖コントロールを改善させること、また、リキシセナチドには朝食後血糖の改善効果が期待でき、それは胃内容排出の遅延によるものであることが示唆された。一方、リラグルチドは朝食後血糖に対する効果がリキシセナチドほど強くないものの、1日を通じて血糖に対する効果を維持していた。本研究で示されたように、作用機序や安全性・忍容性プロファイルは薬剤によって異なることから、患者の特性により薬剤を適正に使用することが求められる。

※本邦におけるリラグルチドの承認用量は1日最大 0.9mg です

Chapter 3

GLP-1受容体作動薬の適正使用に向けて

　数年前、それまでとは全く機序の異なる「インクレチン関連薬」が登場し、その低血糖の少なさや多彩な作用に大きな期待がかけられた。実際に経口薬であるDPP-4阻害薬の処方率は年々上昇し、現在では、糖尿病治療に欠かせない薬剤と称されるまでになった。注射薬であるGLP-1受容体作動薬については、近年、欧米のガイドラインで、GLP-1受容体作動薬と基礎インスリンの併用療法がBOTの次のステップアップ療法として推奨されるなど、その評価の高さがうかがえる一方、本邦では十分にその特性が活かせているとは言いがたい。

　現在、本邦では5種類のGLP-1受容体作動薬が使用可能であり、その薬理学的プロファイルは製剤ごとに異なる。患者一人ひとりの病態、現在の治療内容と血糖コントロール状況を見極め、かつ各製剤の特徴を捉えた薬剤選択を行えば、良質な血糖コントロールの実現のみならず予後の改善も可能となるだろう。一方で、インスリン依存例に対する不適切な使用や、低血糖の起こりにくさを過信した併用療法の実施は、時に患者の生命を危険にさらす。本章では、GLP-1受容体作動薬の投与が望ましい症例と望ましくない症例を挙げながら、本剤を効果的にかつ安全に使用する方法について解説する。

GLP-1受容体作動薬の臨床試験から読み解く適正症例、回避症例

1. GLP-1受容体作動薬の日本国内での評価と今後

　2010年1月、国内で初めて認可されたGLP-1受容体作動薬リラグルチド（ビクトーザ®）は、発売当初、体重減少効果や膵β細胞機能改善効果など、今までの治療薬にはない新たな機序を有する糖尿病治療薬として大きな注目を集めた。しかも低血糖を起こしにくいという特性は高く評価され、経口血糖降下薬との併用で広く使用されるようになった。しかし、本邦で認可された投与量は諸外国と比べて少ないこともあり、期待どおりの効果が得られない例の存在などが指摘されるようになった。

　その後2010年12月に2製剤目のGLP-1受容体作動薬として、1日2回注射のエキセナチド（バイエッタ®）が発売された。当時、エキセナチドは経口血糖降下薬のスルホニル尿素（SU）薬との併用に加え、SU薬とビグアナイド（BG）薬、またはSU薬とチアゾリジン系薬（TZD）といった2剤以上の経口薬で治療を受ける患者に追加投与できることから、使いやすい薬剤と評価された（注：現在、リラグルチドは2014年9月に併用制限が解除され、単独療法に加え、すべての経口血糖降下薬、インスリンとの併用が可能となっている）。エキセナチドは持続性の徐放製剤の開発も進められ、2013年5月には世界初となる週1回注射のGLP-1受容体作動薬エキセナチドLAR（ビデュリオン®）が発売された。エキセナチドLARは頻回注射の必要がないため、患者負担を軽減でき、アドヒアランスの向上が期待できる。なお、エキセナチドLARは、SU薬、BG薬、TZD薬（各薬剤の単独療法または併用療法を含む）との併用が可能となっている。

　さらに2013年9月、4製剤目のGLP-1受容体作動薬として、1日1回注射のリキシセナチド（リキスミア®）が登場した。リキシセナチドは、インスリン製剤との併用療法という新たな選択肢を確立したGLP-1受容体作動薬である。この併用療法はBasal supported Prandial GLP-1RA Therapy（BPT）とも呼ばれ、低血糖リスクが少なく、体重増加も少なく、良好な血糖コントロールを実現できることを特徴としており、今後、2型糖尿病治療において大きな役割を果たしていくものと期待が集まっている。

　週1回注射製剤も選択肢の幅を広げている。2015年9月にはエキセナチドLARに続き、デュラグルチド（トルリシティ®）が発売された。エキセナチドLARの適応が「食事療法・運動療法に加えてSU薬、BG系薬およびTZD系薬による治療で十分な効果が得られない2型糖尿病」に限定されている一方、デュラグルチドの適応は「2型糖尿病」と制限がないため、インスリンを含むさまざまな治療薬との併用が可能で、かつ単独投与も可能となっている。また、1回使い切

りのオートインジェクター型注入器に充填された製品で、注射針の装着や製剤の懸濁も不要であることから、利便性の高い製品として注目を集めている。

以上の5製剤はいずれも膵β細胞膜上のGLP-1受容体に結合し、血糖応答性のインスリン分泌作用を示すのだが、興味深いことに、各製剤では薬理学的プロファイルが大きく異なることが明らかになっている。海外ではすでに血中半減期の違いから、短時間作用型と長時間作用型に大別する分類法が提唱されており、この考え方は国内でも徐々に浸透しているところである。すなわち、血糖値が高い患者に用いたとき、短時間作用型は主に食後血糖値の低下に、長時間作用型は主に空腹時血糖値の低下に寄与するため、個々の患者の病態に応じた使い分けが望まれる。

今後の展望としては、週1回注射のアルビグルチド（2014年4月米国承認、国内第Ⅲ相臨床試験）やセマグルチド（国内第Ⅲ相臨床試験）などが開発段階にある。セマグルチドは経口投与製剤の開発も進んでおり、すでに国際第Ⅲ相臨床試験の実施も決まっている。薬剤特性や用法・用量、投与経路の異なる製剤が複数使用可能になれば、GLP-1受容体作動薬の適応の幅はますます広がることになる。患者の病態や生活スタイルに合わせた薬剤選択、すなわち糖尿病治療の個別化の実現に向け、今後の進展が望まれる。

2. GLP-1受容体作動薬の投与が望ましい症例像と望ましくない症例像

GLP-1受容体作動薬のメリットは、強力なHbA1cの低下作用と、既存の糖尿病薬にはない体重減少効果、そして低い低血糖リスクである。これらのメリットを最大限に活かすには、どのような症例がよい適応となるだろうか。本項ではGLP-1受容体作動薬の投与が望ましい症例、望ましくない症例について概説する。

● 望ましい症例

①肥満例、食欲亢進例

肥満は糖尿病の発症や病態の進展に関与する重要な因子である。肥満を伴う糖尿病患者に対しては、まず運動療法や食事療法に基づく減量が治療の基本となるが、摂食欲求が強い患者の場合、これらの指導が守りきれず、十分な効果が得られないことが多い。運動療法と食事療法で良好な血糖コントロールが得られなければ、薬物療法を開始する。初期治療としては、体重増加を来さないメトホルミンなどのBG薬が選択されるが、これまでの糖尿病治療薬には肥満改善に十分な効果を持つ薬剤は存在せず、むしろインスリンやSU薬、TZD薬の使用は肥満を助長することが知られている。そのため、「科学的根拠に基づく糖尿病診療ガイドライン2013」[1]では、インスリンやSU薬の使用は最小限にとどめるように記している。

GLP-1受容体作動薬はこれまでの糖尿病治療薬と異なり、中枢や胃内容排出遅延作用を介した食欲抑制作用を有しており、自然に食事量を減らすことができる。そのため、海外では体重管理が困難な肥満症例にリラグルチド（3.0mg）が肥満症治療薬として承認されており（注：国内では承認外の用量用法）、減量に対する有効性の高さがうかがえる。

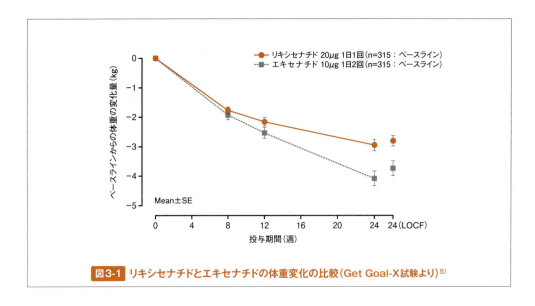

図3-1 リキシセナチドとエキセナチドの体重変化の比較（Get Goal-X試験より）[5]

　では、実際にGLP-1受容体作動薬の投与でどの程度の減量が得られるのだろうか。BMI 25kg/m²以上の肥満患者を対象にGLP-1受容体作動薬を20週以上使用した無作為化比較試験（RCT; randomized control trial）のメタ解析によれば、糖尿病群の体重は平均で2.8kgの減少、非糖尿病群では3.2kgの減少が認められ、糖尿病の有無にかかわらず体重減少効果が認められている[2]。また、2型糖尿病患者を対象にしたGLP-1受容体作動薬の臨床試験のメタ解析からは、HbA1cはベースラインから1.1～1.6%低下し、体重は2kg以上減少することが観察されている[3]。他にもリラグルチドとグリベンクラミドを比較した国内第III相臨床試験では、前者は投与後52週目にHbA1c値が1.5%低下、体重が0.8kg減少したのに対し、後者はHbA1cが1.0%低下、体重が1.0kg増加することが示された[4]。また、メトホルミンでコントロール不良の糖尿病患者を対象にリキシセナチドとエキセナチドを比較したGetGoal-X試験では、投与後24週目にリキシセナチド投与群は2.96kgの減量、エキセナチド投与群は3.98kgの減量が認められている（図3-1）[5]。

　このように、GLP-1受容体作動薬を投与した群では有意なHbA1c低下効果に加え、一定の減量効果が得られている。これらの結果を受け、2014年にドイツの医師らが発表したGLP-1受容体作動薬の"practical guide"には、「GLP-1受容体作動薬は特にBMIが30kg/m²以上の肥満糖尿病患者、なかでも内臓脂肪や肝脂肪蓄積に伴う肥満患者への投与が推奨される」ことが明記された[6]。肥満2型糖尿病は、動脈硬化性心血管疾患などの合併症を引き起こすリスクが極めて高いため、生活習慣改善とともに減量を目指した薬物治療を行うことが重要で、GLP-1受容体作動薬の使用を積極的に検討すべきである。

②低血糖リスクを回避したい例 ―高齢患者を中心に―

　GLP-1受容体作動薬は血糖依存的にインスリン分泌を促進させるため、低血糖リスクが低い。糖尿病治療では、有効性を維持しながらいかに低血糖リスクを減らせるかが重要な課題といわれてきたが、GLP-1受容体作動薬はまさにこの課題を克服できる薬剤といえる。

繰り返す低血糖は、無自覚性低血糖と呼ばれる、交感神経活性化の症状なしに意識の変容や意識障害などの中枢神経障害の症状をもたらす危険な状態を引き起こす可能性がある。従って、低血糖の出現が大きな事故を引き起こす可能性がある患者、例えば自動車運転を職業とする患者や危険業務に従事する患者などに対して、GLP-1受容体作動薬はよい適応となろう。

　また、高齢患者も低血糖を回避すべき対象である。高齢者は腎機能に加え、さまざまな代謝機能が低下していることに注意が必要である。低血糖症状に対する自覚症状も軽微なことが多く、対応が遅れて重症化してしまうことも少なくない。また、低血糖によるふらつきなどが原因で転倒し、その結果寝たきりに至るなど、QOL低下や予後の悪化を招きやすい。さらには、低血糖は中枢神経機能に障害を与える可能性も指摘されている。近年、低血糖の経験のある糖尿病患者は、低血糖の経験のない患者に比べ、後にうつや認知症を発症する確率が高く、その確率は低血糖の発現回数に比例することが明らかにされた（図3-2）[7),8)]。同様の傾向は65歳以上の高齢糖尿病患者を対象としたコホート研究でも示されており、重症低血糖の発現回数が多いほど認知症のリスクが高まることが知られている[9)]。そのため、高齢糖尿病患者ではできるだけ低血糖リスクの少ない薬剤を選択することが望ましい。

　では、高齢患者に対するGLP-1受容体作動薬の有効性や安全性はどうであろうか。高齢患者を対象としたリキシセナチドのプール解析では、65歳以上の患者群や75歳以上の患者群のHbA1cの低下度や低血糖の頻度は、65歳未満の患者群と同等であることが明らかとなっている[10)]。また、リラグルチドの第Ⅲ相臨床試験（LEAD試験）を年齢別にメタ解析した結果からは、65歳未満の患者群と65歳以上の患者群では、HbA1cの低下度、体重減少、低血糖発現率に大きな差は認められなかった[11)]。GLP-1受容体作動薬は、年齢にかかわらず、血糖コントロールを維持したまま低血糖を回避できることから、低血糖の発現を極力避けるべき高齢糖尿病患者に対する投与は望ましいと考える。ただし、現時点では高齢者に対する使用経験が十分に蓄積されていないことから、添付文書上は慎重投与となっており、消化器症状や低血糖の発現に十分な留意が必要であるとされている。

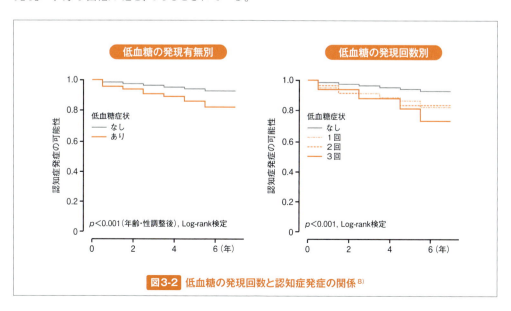

図3-2　低血糖の発現回数と認知症発症の関係[8)]

③インスリン治療の管理が難しい例

　持効型インスリン製剤の登場やデバイスの改良などに伴い、インスリン療法は以前に比べ導入しやすい治療法となってきた。これまでは基礎インスリンで十分なコントロールが得られない場合は、追加分泌を補う頻回注射法（MDI; multiple daily injection）に移行するケースが多かった。しかし実際には、追加インスリンは食後血糖に合わせた用量調整が必要であるが、一般医にとって、特に外来ではその手間は煩雑なため、初期設定量を漫然と継続している場合もあると推察される。

　GLP-1受容体作動薬は血糖応答性にインスリンやグルカゴンの分泌を調整する薬剤であるため、用量調整が不要なだけでなく、生活リズムに応じて注射回数（1日1回または2回、週1回）を選択することができ、インスリン療法に比べ注射回数を減らすことができる。しかも、症例によってはその有効性はインスリン療法に劣らない。経口血糖降下薬で血糖コントロールが不良な2型糖尿病患者を対象に、インスリンまたはGLP-1受容体作動薬を使用したRCTのメタ解析では、GLP-1受容体作動薬の血糖低下作用はインスリン治療に劣らず、GLP-1受容体作動薬投与群ではインスリンに比べ有意な体重減少が認められている[12]。また、基礎インスリンで空腹時血糖が良好にコントロールされている場合には、短時間作用型GLP-1受容体作動薬を上乗せする"BPT"と呼ばれる併用療法も有効である（→参照：p.79「短時間作用型GLP-1受容体作動薬の使い方」）。

　現在インスリン治療を施行している患者で、頻回注射を避けたい、あるいは十分な用量調整が困難である、用量調整の管理に不安がある、インスリンの投与回数を減らしたい、体重増加が気になるといった場合には、GLP-1受容体作動薬の適応を考慮すべきであろう。ただし、インスリンを減量または中止してGLP-1受容体作動薬を導入する際には、内因性のインスリン分泌能力を評価することが重要であり、加えてGLP-1受容体作動薬には特有の副作用として、嘔気などの消化器症状に注意を払う必要があることを忘れてはならない。

④経口薬で効果不十分な例

　従来、経口血糖降下薬で十分な効果が得られない2型糖尿病患者に対しては、インスリン治療を開始する以外に手がなかったが、GLP-1受容体作動薬の登場によりGLP-1受容体作動薬への切り替えや、これまでの経口薬にGLP-1受容体作動薬を追加する方法など治療の選択肢が広がった。

　実際に、SU薬やピオグリタゾン（いずれもメトホルミンの併用を含む）で効果不十分の患者に、リキシセナチドを追加することによる血糖改善効果を検討したGetGoal-S試験、GetGoal-P試験では、低血糖リスクを上昇させることなく良好な血糖コントロールが得られた[13), 14)]。また、メトホルミンおよびSU薬で効果不十分な患者に対して、リラグルチドとグラルギン、プラセボの追加投与を比較したLEAD-5試験では、リラグルチド群のHbA1c低下度が最も大きく、かつ体重減少が認められた[15]。同様の試験は週1回注射のエキセナチドLARでも検討されており、経口血糖降下薬で効果不十分な患者を対象に、エキセナチドLARとインスリンを比較したDURATION-3試験では、エキセナチドLARは低血糖リスクの軽減や体重減少効果に優れる

と報告された[16]。さらに、メトホルミンで十分な血糖コントロールが得られない2型糖尿病患者に対する追加薬剤として、エキセナチドLAR、DPP-4阻害薬のシタグリプチンやTZD薬のピオグリタゾンを比較したDURATION-2試験では、エキセナチドLARは他2剤に比べてHbA1cの有意な改善効果を示した[17]。

以上の試験で示されたように、GLP-1受容体作動薬は経口血糖降下薬で効果不十分な患者のHbA1cを改善することができる。同時に体重減少効果も得られることから、この場合もやはり肥満症例が最もよい適応と考えられる。

● 望ましくない症例

GLP-1受容体作動薬の投与にあたって最も注意を払うべき点は、インスリン依存性の把握である。1型糖尿病や膵全摘症例などの内因性インスリンが枯渇した症例、2型糖尿病であってもインスリン分泌能力が高度に低下した例など、インスリン依存性が高い患者への投与は無効であるだけでなく、それまでのインスリンを中止・減量することで糖尿病ケトアシドーシスを発症し、場合によっては死に至る危険性がある。そのため、投与前にはインスリンの依存状態を評価することが必須となっている。

実際に、GLP-1受容体作動薬が臨床現場に登場して間もなく、インスリン療法からGLP-1受容体作動薬に切り替えた後に、著明な高血糖や糖尿病ケトアシドーシスを発症し死亡するといった事例が複数報告された。これらはいずれもインスリン依存状態の評価が不十分で、不適切に切り替えに踏み切ったことが原因であった。一連の報告により「GLP-1受容体作動薬はインスリンの代替薬にはならず、インスリン依存状態の高い患者には切り替えを行うべきでない」ことが広く注意喚起されることとなったが、インスリンからの切り替えに限らず、GLP-1受容体作動薬を導入する際はインスリンの依存状態を適切に評価する必要がある。

3. 今後推奨される
　　GLP-1受容体作動薬の使い方（短時間作用型・長時間作用型）

現在、国内で使用可能なGLP-1受容体作動薬には、リラグルチド（1日1回投与）、エキセナチド（1日2回投与）、エキセナチドLAR（週1回投与）、リキシセナチド（1日1回投与）、デュラグルチド（週1回投与）の5種類があるが、これらの薬理学的プロファイルは決して同等ではなく、従って病態に応じた使い分けが望まれる。使い分けの基準となるのが血中半減期に基づく作用時間の違いであり、短時間作用型は主に食後血糖の改善に、長時間作用型は主に空腹時血糖の改善に寄与するとされている（→参照：p.22）。本項では、これまでに蓄積されたエビデンスを基に、両者の特性に応じた臨床上の使い分けを概説する。

● 短時間作用型GLP-1受容体作動薬の使い方

短時間作用型に分類されるGLP-1受容体作動薬には、1日2回投与のエキセナチドと1日1回投与のリキシセナチドがあり、いずれも胃内容排出を遅延させる作用を有することから、食後

の血糖上昇抑制効果に優れている。この効果を顕著に示した試験の一つに、長時間作用型のリラグルチドと短時間作用型のリキシセナチドを比較したオープンラベル試験がある。テストミール後の血糖値の変化を比較したところ、リラグルチド群では食事に伴う血糖値の上昇が認められたのに対し、リキシセナチド群では食事負荷後の血糖上昇が強力に抑制され、食後血糖値が空腹時よりもさらに低くなるという現象が観察された（図3-3）[18]。

この短時間作用型の食後血糖に対する強力な抑制効果を最大限に活かす投与法として、BPTと呼ばれる基礎インスリン製剤との併用療法が、近年注目を集めている。基礎インスリン製剤は主に空腹時血糖を抑制するのに対し、短時間作用型のGLP-1受容体作動薬は主に食後血糖を抑制するため、互いに相補的に作用する理想的な組み合わせといえる（図3-4）[19]。これまで、経口薬にインスリンを上乗せするBasal insulin supported Oral Therapy（BOT）で効果不十分な場合は、追加インスリンを併用するbasal-bolus法に移行することが多かったが、今後はBOTの次の一手としてBPTが選択肢に加えられたことになる（図3-5）[20]。

2015年に米国糖尿病学会（ADA）と欧州糖尿病学会（EASD）が発表したADA/EASDポジ

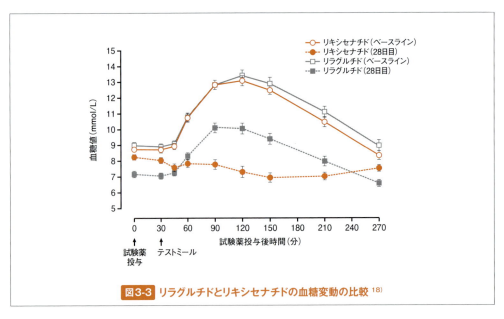

図3-3 リラグルチドとリキシセナチドの血糖変動の比較 [18]

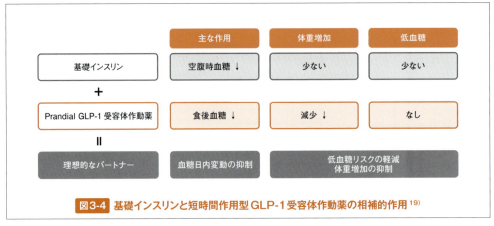

図3-4 基礎インスリンと短時間作用型GLP-1受容体作動薬の相補的作用 [19]

ションステートメント（図3-6）のなかでも、この併用療法はbasal-bolus法と同等に扱われており、その評価の高さがうかがえる[21]。BPTは空腹時血糖と食後血糖の両者の是正に効果的なばかりでなく、basal-bolus法に比べ注射回数が少ないため、QOLの観点からも得られるメリットは大きいものと考えられる。

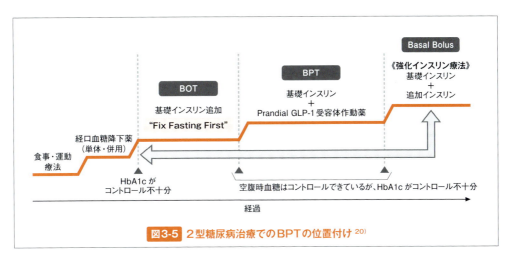

図3-5　2型糖尿病治療でのBPTの位置付け[20]

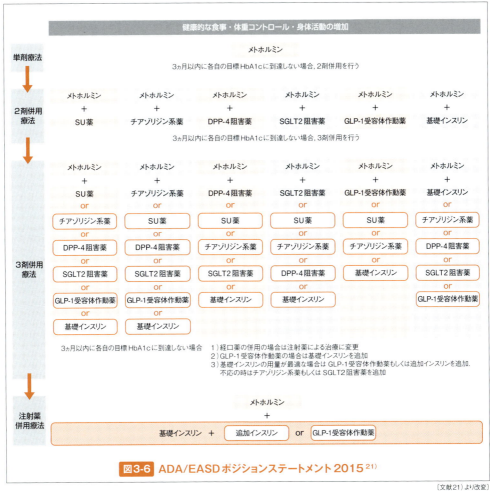

図3-6　ADA/EASDポジションステートメント2015[21]

〔文献21〕より改変

実際にBPTの有効性がbasal-bolus療法と同等以上であることは、複数の論文で報告されている。現在、国内ではエキセナチドとインスリンとの併用療法は認められていないため、ここではリキシセナチドを用いたBPTの臨床試験を参照したい。

　リキシセナチドでは3種類の臨床試験、すなわちGetGoal-L Asia試験、GetGoal-Duo 1試験、GetGoal-L試験が行われた。それぞれ基礎インスリン（SU薬との併用を含む）にリキシセナチドを追加した場合、メトホルミン（TZD薬との併用を含む）にリキシセナチドとグラルギンの併用療法を追加した場合、基礎インスリン（メトホルミンとの併用を含む）にリキシセナチドを追加した場合の効果が検討された。このうち日本人を含む311例のアジア人の2型糖尿病患者を対象としたGetGoal-L Asia試験では、併用開始24週後のHbA1cは0.77％の低下、食後2時間血糖値は143.46mg/dLの低下が認められた[22]。他2試験でも同様の改善効果が得られており[23],[24]、これら3試験のメタ解析によればHbA1cは平均で0.52％の低下、食後血糖値は92.54mg/dLの低下、体重は0.83kgの低下が認められた（図3-7）[25]。

　短時間作用型GLP-1受容体作動薬はprandial GLP-1受容体作動薬と呼ばれるように、食後血糖抑制に優れた効果を有するため、基礎インスリン製剤で空腹時血糖を下げた後に用いれば、1日を通じて良好な血糖コントロールが得られる可能性が高い。また、basal-bolus療法を施行中の患者のなかでも、「規則的な注射が難しい」「体重増加を避けたい」「総インスリン量を減らしたい」といった患者では、短時間作用型GLP-1受容体作動薬に切り替えることでこ

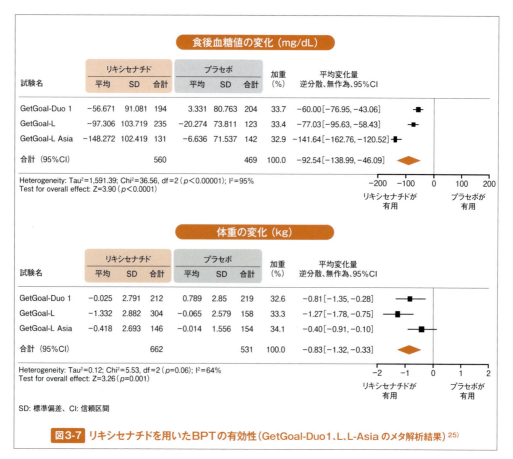

図3-7 リキシセナチドを用いたBPTの有効性（GetGoal-Duo1、L、L-Asiaのメタ解析結果）[25]

れらの問題を解消できる可能性がある。今後、BPTは空腹時血糖値と食後血糖値の両者を管理でき、かつ体重増加の抑制も可能な優れた組み合わせとして、2型糖尿病治療の重要な役割を担うことになるであろう。

● 長時間作用型GLP-1受容体作動薬の使い方

　現在、国内で使用できる長時間作用型GLP-1受容体作動薬には、1日1回注射のリラグルチドと週1回注射のエキセナチド（エキセナチドLAR）、デュラグルチドがある。これらの薬剤は薬効が12時間以上、あるいは数日以上と長時間にわたって維持され、食事とは無関係に血糖値を抑えることができる。

　経口血糖降下薬でコントロール不良な2型糖尿病患者を対象に、エキセナチドLARと短時間作用型のエキセナチドを比較したデータによると、エキセナチドLARは、空腹時血糖値と食後血糖値の低下度は同程度で、短時間作用型に比べ食後血糖値や日内血糖変動幅の改善は劣るが、空腹時血糖値の改善効果に優れる傾向が示された（図3-8）[26]。また、同試験ではHbA1cの改善効果はエキセナチドLARのほうが高く、体重減少効果は短時間作用型のほうが高いことも明らかとなった。他にも、前述のリラグルチドとリキシセナチドの比較試験では、リラグルチド群の空腹時の血糖抑制効果はリキシセナチド群よりも強く、HbA1cや体重の変化はリラグルチド群が平均で各々0.51％の低下、2.4kgの減量、リキシセナチド群が0.32％の低下、1.6kgの減量が認められた[18]。

　このような効果の差は、消化管運動、特に胃内容排出に与える影響の違いによるものと考えられている。すなわち、長時間作用型の消化管運動に対する影響はより軽微であり、短時間作用型のような強い消化管からのグルコースの吸収抑制はないため、食後血糖低下効果は弱い。一方、長時間作用型のほうが胃腸障害などの消化器症状が少ないとも考えられている[27]。ただ、前述の作用時間の異なるエキセナチドの比較試験では、短時間作用型のほうが嘔気や嘔吐に

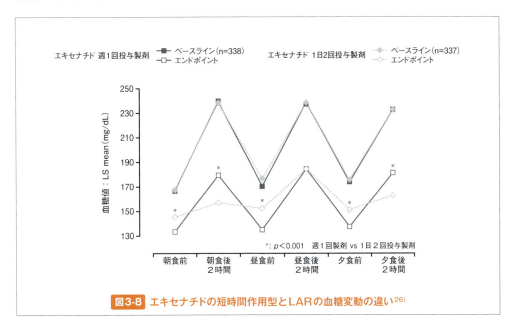

図3-8　エキセナチドの短時間作用型とLARの血糖変動の違い[26]

よる治療中断率が高かったが[26]、リラグルチドとリキシセナチドの比較試験では、胃腸障害の発現率はリラグルチドが46.5%と、リキシセナチドの36.4%に比べ高い結果となっていた[18]。

　長時間作用型は、低血糖や体重増加を避け、空腹時血糖やHbA1cの改善を目指す患者によい適応となる。基礎インスリン製剤と併用し、主に食後血糖低下を目的とする場合は短時間作用型GLP-1受容体作動薬が理論上はより好ましいが、長時間作用型でも一定の効果は期待できる。

（坂口一彦）

文献

1) 日本糖尿病学会 編：科学的根拠に基づく糖尿病診療ガイドライン 2013, 南江堂, 2013.

2) Vilsbøll T, et al. Effects of glucagon-like peptide-1 receptor agonists on weight loss: systematic review and meta-analyses of randomised controlled trials. BMJ. 2012; 344: d7771

3) Aroda VR, et al. Efficacy of GLP-1 receptor agonists and DPP-4 inhibitors: meta-analysis and systematic review. Clin Ther. 2012; 34(6): 1247-58.

4) Kaku K, et al. Fifty-two-week, randomized, multicenter trial to compare the safety and efficacy of the novel glucagon-like peptide-1 analog liraglutide vs glibenclamide in patients with type 2 diabetes. J Diabetes Investig. 2011; 2(6): 441-7.

5) Rosenstock J, et al. Efficacy and safety of lixisenatide once daily versus exenatide twice daily in type 2 diabetes inadequately controlled on metformin: a 24-week, randomized, open-label, active-controlled study (GetGoal-X). Diabetes Care. 2013; 36(10): 2945-51.

6) Scholz GH, et al. Basal insulin combined incretin mimetic therapy with glucagon-like protein 1 receptor agonists as an upcoming option in the treatment of type 2 diabetes: a practical guide to decision making. Ther Adv Endocrinol Metab. 2014; 5(5): 95-123.

7) Katon WJ, et al. Association of depression with increased risk of severe hypoglycemic episodes in patients with diabetes. Ann Fam Med. 2013; 11(3): 245-50.

8) Lin CH and Sheu WH. Hypoglycaemic episodes and risk of dementia in diabetes mellitus: 7-year follow-up study. J Intern Med. 2013; 273(1): 102-10.

9) Whitmer RA, et al. Hypoglycemic episodes and risk of dementia in older patients with type 2 diabetes mellitus. JAMA. 2009; 301(15): 1565-72.

10) Raccah D, et al. Efficacy and safety of lixisenatide in elderly (≧65 years old) and very elderly (≧75 years old) patients with type 2 diabetes: an analysis from the GetGoal phase III programme. Diabetes Metab Res Rev. 2015; 31(2): 204-11.

11) Gough SC. Liraglutide: from clinical trials to clinical practice. Diabetes Obes Metab. 2012; 14 Suppl 2: 33-40.

12) Abdul-Ghani MA, et al. Insulin vs GLP-1 analogues in poorly controlled Type 2 diabetic subjects on oral therapy: a meta-analysis. J Endocrinol Invest. 2013; 36(3): 168-73.

13) Rosenstock J, et al. Beneficial effects of once-daily lixisenatide on overall and postprandial glycemic levels without significant excess of hypoglycemia in type 2 diabetes inadequately controlled on a sulfonylurea with or without metformin (GetGoal-S). J Diabetes Complications. 2014; 28(3): 386-92.

14) Pinget M, et al. Efficacy and safety of lixisenatide once daily versus placebo in type 2 diabetes insufficiently controlled on pioglitazone (GetGoal-P). Diabetes Obes Metab. 2013; 15(11): 1000-7.

15) Russell-Jones D, et al.; Liraglutide Effect and Action in Diabetes 5 (LEAD-5) met+SU Study Group. Liraglutide vs insulin glargine and placebo in combination with metformin and sulfonylurea therapy in type 2 diabetes mellitus (LEAD-5 met+SU): a randomised controlled trial. Diabetologia. 2009; 52(10): 2046-55.

16) Diamant M, et al. Once weekly exenatide compared with insulin glargine titrated to target in patients with type 2 diabetes (DURATION-3): an open-label randomised trial. Lancet. 2010; 375(9733): 2234-43.

17) Bergenstal RM, et al.: DURATION-2 Study Group. Efficacy and safety of exenatide once weekly versus sitagliptin or pioglitazone as an adjunct to metformin for treatment of type 2 diabetes (DURATION-2): a randomised trial. Lancet. 2010; 376(9739): 431-9.

18) Kapitza C, et al. Pharmacodynamic characteristics of lixisenatide once daily versus liraglutide once daily in patients with type 2 diabetes insufficiently controlled on metformin. Diabetes Obes Metab. 2013; 15(7): 642-9.

19) 坂口一彦. 基礎インスリンとともに使うPrandial GLP-1受容体作動薬. Pharma Medica. 2014; 32（6）: 108-14.

20) 江藤一弘. GLP-1受容体作動薬の作用機序と血糖改善プロファイルの違い −Prandial GLP-1受容体作動薬とFasting GLP-1受容体作動薬−. Pharma Medica.2014; 32（3）: 101-11.

21) Inzucchi SE, et al. Management of hyperglycemia in type 2 diabetes, 2015: a patient-centered approach: update to a position statement of the American Diabetes Association and the European Association for the Study of Diabetes. Diabetes Care. 2015; 38(1): 140-9.

22) Seino Y, et al.; EFC10887 GETGOAL-L Asia Study Investigators. Randomized, double-blind, placebo-controlled trial of the once-daily GLP-1 receptor agonist lixisenatide in Asian patients with type 2 diabetes insufficiently controlled on basal insulin with or without a sulfonylurea (GetGoal-L-Asia). Diabetes Obes Metab. 2012; 14(10): 910-7.

23) Riddle MC, et al. Adding once-daily lixisenatide for type 2 diabetes inadequately controlled with newly initiated and continuously titrated basal insulin glargine: a 24-week, randomized, placebo-controlled study (GetGoal-Duo 1). Diabetes Care. 2013; 36(9): 2497-503.

24) Riddle MC, et al. Adding once-daily lixisenatide for type 2 diabetes inadequately controlled by established basal insulin: a 24-week, randomized, placebo-controlled comparison (GetGoal-L). Diabetes Care. 2013; 36(9): 2489-96.

25) Charbonnel B, et al. Lixisenatide plus basal insulin in patients with type 2 diabetes mellitus: a meta-analysis. J Diabetes Complications. 2014; 28(6): 880-6.

26) Ji L, et al. Efficacy and safety of exenatide once-weekly vs exenatide twice-daily in Asian patients with type 2 diabetes mellitus.J Diabetes Investig. 2013; 4(1): 53-61.

27) Meier JJ. GLP-1 receptor agonists for individualized treatment of type 2 diabetes mellitus. Nat Rev Endocrinol. 2012; 8(12): 728-42.

索引

A・B・C・D・E

ADA/EASDポジションステートメント	81
AGE＝最終糖化産物	18, 21
basal-bolus	80, 81, 82
BOT; basal insulin supported oral therapy	80, 81
BPT; Basal supported Prandial GLP-1 RA Therapy	74, 78, **80-83**
cAMP; cyclic AMP	8-11, 16-19
DPP-4; dipeptidyl peptidase-4	6, 14, 15, 32, 79, 81
DURATION（試験）	24, 78, 79
ELIXA（試験）	18
Epac2	8, 9, 16, 18, 19
exendin-4	6, 14, 18, 20, 21, 32

G

GetGoal-Duo 1（試験）	42, **55-58**, 82
GetGoal-L（試験）	42, **52-54**, 82
GetGoal-L Asia（試験）	42, **49-51**, 82
GetGoal-M（試験）	42
GetGoal-M Asia（試験）	42
GetGoal-Mono（試験）	33, 42, **43-45**
GetGoal-P（試験）	78
GetGoal-S（試験）	42, **46-48**, 78
GetGoal-X（試験）	42, **59-61**, 76
GIP; glucose-dependent insulinotropic polypeptide	6, 8
GLP-1; glucagon-like peptide-1	6
―と肝臓	20
―と血管内皮	20-21
―と骨格筋	20
―と骨代謝	21
―と脂肪細胞	20
―と神経	19-20
―と心臓	16-18
―と腎臓	18-19
―と心不全	17-18
―と膵・膵β細胞	8-12
―と消化器	14-16
―のホルモン作用	15
GLP-1受容体	6, 8, 9, 14, 17, 19, 23
―の活性化	16, 22, 24
―の空腹時血糖低下	16, 22, 24
―の発現	8, 11, 14, 16, 18, 19, 20, 21
GLP-1受容体作動薬	6
―開発の歴史	6
―のHbA1c低下効果	76
―の作用時間	23, 79
―の比較	22
―の薬物動態	22, 23
―による体重減少	74-76, 78, 79, 83

L・M・N

LEAD（試験）	24, 77, 78
MAPK＝分裂促進因子活性化プロテインキナーゼ	10, 20
NAFLD＝非アルコール性脂肪性肝疾患	20
NASH＝非アルコール性脂肪肝炎	20

P・S・T

PAI-1	20, 21
PDX-1	10, 11
PI3キナーゼ（PI3K; phosphatidylino sitol-3-phosphate kinase）活性	10, 17, 20, 21
PKA＝プロテインキナーゼA	8-10, 17-19
PKC＝プロテインキナーゼC	18
Prandial GLP-1受容体作動薬	74, 80, 81, 82
TNFα	10, 20

あ行

- アポトーシス　8, 9, **10**, 15, 17, 19, 20
- アルツハイマー　19, 20
- アルビグルチド　6, 22, 75
- 1型糖尿病（患者）　10, 11, 12, 18, 79
- 胃内容排出速度　15, **16**, 23, 36, 37, 75, 83
  - ――遅延作用　16, 23, 36, 40, 41, 75
- インクレチン　6, 8
- インスリン依存性　79
- インスリングラルギン　55-58, 68-70, 78, 82
- インスリン抵抗性　15, 20, 21, 23, 24
- インスリン頻回注射法（MDI）　78
- インスリン遺伝子　10, 11
- インスリン合成　10, 11
- インスリン分泌機構　8, 9, 10
- エキセナチド　6, 16, 20, 22, 23, 24, 74, 76, 79, 83
  - ― vs. エキセナチドLAR　6, 22, 23, 24, 74, 78, 79, 83
  - ― vs. リキシセナチド　59-61, 76
  - ― vs. リラグルチド　24
  - ― vs. リラグルチド　24
- 炎症性サイトカイン　10, 18
- 嘔気・嘔吐　16, 24, 78, 83

か行

- 基礎インスリン　23, 78, 80, 81, 82, 84
- 弓状核　14, 15
- 強化インスリン療法　81
- 空腹時血糖　78, 82, 83
  - ―低下（改善）作用　15, 22, 75, 79, 80, 81, 83, 84
  - ―低下度　24, 83
- グリベンクラミド vs. リラグルチド　76
- グルカゴン分泌抑制（低下）　11, 15, 22, 32
- グルコース濃度依存性　8, 11
- 血管内皮細胞　20, 21
- 高齢患者　76, 77
- 骨代謝　21

さ行

- 最終糖化産物（AGE）　18, 21
- 酸化ストレス　9, 18, 19, 21
- 持続性エキセナチド（エキセナチドLAR）　6, 22, 23, 24, 74, 78, 79, 83
- 脂肪細胞　16, 20
- 重症低血糖　11, 77
- 消化器症状　16, 24, 38, 48, 60, 77, 78, 83
- 食後血糖値低下　24, 75, 78, 79, 80-82, 83-84
- 食欲抑制作用　14
- 神経細胞保護作用　19
- 心不全　17, 18
- 膵β細胞アポトーシス抑制　8, **10**, 11, 15
- 膵β細胞増殖・分化・新生　8-10
- スルホニル尿素（SU）薬　9, 74, 75, 81
- 摂食中枢　14, 15
- セマグルチド　6, 22, 75

た行

- タキフィラキシー　24
- 短時間作用型 GLP-1 受容体作動薬　16, 22, **23**, 24, 61, 75, 78, 79-82
- 腸管ー心臓連関（gut-heart axis）　16, 17
- 腸管膵島軸（enteroinsular axis）　8
- 長時間作用型 GLP-1 受容体作動薬　16, 22, **23**, 24, 75, 79, 83, 84
- 追加インスリン　78, 80, 81
- 低血糖　14, 24, 74, 76, 77, 78, 80
  - ―とうつ・認知症　77
  - ―リスク　40, 74-78, 80
- デュラグルチド　6, 22, 23, 74, 79, 83
- 糖毒性　9

な行

- 糖輸送担体＝GLUT1　8, 9, 11, 17
- 糖尿病ケトアシドーシス　79
- 糖尿病神経障害　19
- 糖尿病腎症　18, 19
- 内因性インスリン分泌（能）　8, 40, 78, 79
- ナトリウム再吸収・排泄　19
- 日内血糖変動幅　83
- 認知症　19, 77
- 脳血管性認知症　19

は行

- パーキンソン病　19, 20
- 非アルコール性脂肪肝炎＝NASH　20
- 非アルコール性脂肪性肝疾患＝NAFLD　20
- ピオグリタゾン　79
- 肥満症例　75, 76, 79
- 副腎皮質ステロイド　40, 41
- プロテインキナーゼA（PKA）　8-10, 17-19
- プロテインキナーゼC（PKC）　18
- 分裂促進因子活性化プロテインキナーゼ＝
  MAPK; mitogen-activated protein kinase　10, 20
- 飽食感・飽食信号　15, 16
- 細小血管障害　18, 21

ま行

- 末梢神経変性の回復　19, 20
- 満腹中枢　15
- 無自覚性低血糖　77
- 迷走神経　14-17, 24
- メインミール　33, 65-67

や・ら行

- 陽性変力作用　17
- リキシセナチド　6, 17, 19, 22, 23, 32, 74, 76, 79, 80, 83, 84
  - ― vs. エキセナチド　59-61, 76
  - ― vs. リラグルチド　62-64, 68-70, 80, 83, 84
  - ―SU薬との併用　35, 40, 46-48, 78
  - ―経口血糖降下薬との併用　55-57
  - ―基礎インスリンとの併用　32, 35, 49-51, 52-54, 83
  - ―のインスリン分泌促進作用　35
  - ―の空腹時血糖に対する作用　44, 47, 60-64, 67
  - ―のグルカゴン分泌抑制作用　32, 35, 63, 70
  - ―の食後高血糖に対する作用　16, 34, 35, 36, 44, 47, 51, 53, 82
  - ―の副作用・薬物相互作用　40, 41
  - ―の薬物動態　23, 39
  - ―の用法・用量　33
  - ―の用量反応関係　37, 38
  - ―の胃内容排出遅延作用　16, 36, 37, 40, 41, 68-70
  - ―の単独療法の効果　34, 43-45
  - ―の投与タイミング　33, 65-67
  - ―を用いたBPT　82
- リラグルチド　6, 18, 22, 23, 74, 75, 76, 79, 83, 84
  - ― vs. インスリングラルギン　78
  - ― vs. エキセナチド　24
  - ― vs. エキセナチドLAR　24
  - ― vs. リキシセナチド　62-64, 68-70, 80, 83, 84

謹 告

本書に記載した診断・治療法は、出版時点において一般的に行われている方法であり、かつ、薬剤の用法・用量については出版時点の最新の添付文書を参考に（論文中の記載は原著のママ）記載しています。本書に示された患者への情報提供に関する記載を含め、その治療法を個々の患者に適用する責任は各医師の上にあり、結果、不都合が生じた場合にも、著者ならびに出版社はその責を負いかねますのでご了承ください。

GLP-1受容体作動薬
リキシセナチドをどう使うか

定価（本体2,200円+税）

2016年1月20日 第1版1刷発行

総監修	難波 光義・小川 渉
発行人	西澤 行人
発行所	株式会社メディカルサイエンス社
	〒150-0002 東京都渋谷区渋谷1-3-9 東海堂渋谷ビル7階
	Tel.03-6427-4501／Fax.03-6427-4577
	http://medcs.jp/
印刷・製本	日経印刷株式会社

©Yukihito Nishizawa, Printed in Japan

乱丁・落丁本は、送料小社負担にてお取替えします。
本書の内容の一部または全部を無断で複写・複製・転載することを禁じます。
ISBN 978-4-903843-71-1 C3047